XIANDAI YUEZI ZHUANLUN

现代月子专论

齐 志 编著

上海市妇联巾帼园 协编

河南大学出版社

·开封·

图书在版编目(CIP)数据

现代月子专论/齐志编著. - 开封:河南大学出版社,2010.2
ISBN 978 - 7 - 5649 - 0123 - 3

Ⅰ.①现… Ⅱ.①齐… Ⅲ.①产褥期 - 妇幼保健 - 基本知识 ②新生儿 - 妇幼保健 - 基本知识. Ⅳ.①R714.6②R174

中国版本图书馆 CIP 数据核字(2010)第 018160 号

责任编辑 马 博

责任校对 时 红

封面设计 马 龙

出 版 河南大学出版社

地址:河南省开封市明伦街 85 号　　邮编:475001

电话:0378 - 2825001(营销部)　　网址:www.hupress.con

印 刷 河南郑印印务有限公司

版 次 2010 年 2 月第 1 版　　**印 次** 2010 年 2 月第 1 次印刷

开 本 650mm×960mm　1/16　　**印 张** 10

字 数 125 千字　　**印 数** 1 - 1000 册

定 价 23.00 元

推动摇篮的手可以推动整个世界

——为《现代月子专论》作序

人类孕育生命就是孕育希望,孕育未来。所以,有人说,推动摇篮的手推动的其实是整个世界。因此,孕育生命的母亲是伟大的,迎接生命的医护人员是神圣的。然而,生命的诞生并非使命的完成,而只是一切的开始。对于无论是初生的婴儿,还是刚刚升级的妈咪,都将面临一个个考验。面对这一切,我们是一名小学生。而您手中的这本《现代月子专论》将会成为您最好的启蒙教材、生活宝典和实用手册。

中国人十分讲究女性妊娠分娩后的产褥期休养,俗称"坐月子"。自我国实行计划生育这项基本国策以来,优生优育已经普遍引起家长们的重视。在国力日渐昌盛的新时代,家庭的经济条件也显著提高,独生子女的下一代有了更多人的关心和爱护。婴儿的科学喂养,新妈妈的产后恢复,成为备受关注的问题。上海是一个国际性大都市,越来越多的知识女性在"月子"里除了重视传统意义的吃好、睡好、休息好之外,更追求科学、营养、健康及完美体型的恢复,也更注重新生儿的早期智力开发、免疫机制的增强和良好生活规律的建立。

本书作者齐志医生,自医学院毕业后从事妇产科临床、妇幼保健、产褥教学和医疗管理工作已近三十年,有扎实的医学理论功底和丰富的临床实践经验。近五年来，亲自创立、主持并管理母婴产后康复机构，意在打造系科学管理、专业服务、创新经营于一体的高水准、集中式母婴产后康复月子院，为了这个崇高、神圣又极富挑战性的崭新事业，作者在全身心投入和创造性工作的同时亲自编著了此书，作为献给新妈咪的贴心月子辅导、送给月嫂们的舒心护理方法和赠给月子院的爱心专业指南。

我与作者认识的时间不长，但就是在这不长时间的接触中，我被她专业的知识水平和勤奋的敬业精神深深地打动和感染。作者凭借自身多年的妇产科临床工作经验，结合中国女性的生理特点和产褥期保健的发展现状，从妇产科学、护理学、中医药学、营养学等学科角度，将“坐月子”所需的科学知识、指导原则和护理细则荟萃于本书。依据本书，女性朋友在家就能方便地进行科学、全面的身心调养，使自身迅速恢复到产前的健康状态。对于新生儿的科学喂养和智力开发，齐医生也给出了科学、实用、安全、详细的提案，每一个新妈咪都能轻松掌握，让新妈咪以及服务于妈咪、宝贝的月嫂们不再手忙脚乱。

朋友，如果您正想用自己勤劳的双手去开创一番自己所钟爱的母婴事业，或许您刚刚从一名窈窕淑女踏入为人母的行列，相信这本书能很好地为您解疑释惑，成为您开创事业最贴心的导师，成为您关爱自己和宝宝的最理想的生活宝典。让推动摇篮的手更加灵巧有力，为您和您的孩子摇出一个健康、美好的未来世界！

愿所有的事业女性心想事成、事业成功！

祝愿所有的妈咪宝贝健康快乐、家庭幸福！

上海市妇联巾帼园总经理

2009 年 6 月

前　言

“坐月子”是中国民间对产褥期的传统称呼，指女性在经历了妊娠、生产之后渡过的第一个月。在这个特殊生理阶段，女性需要特别的休息与调养。在现代医学中，产褥期被视为胎儿、胎盘娩出后除乳腺外的女性身体各器官（特别是生殖器官）复原的一段时期，约6～8周。产褥期内，根据女性的生理和心理特征及其变化，可在起居安排、营养调配和心理疏导方面给予科学指导，辅助以塑身美体、专业保健及医学治疗，使产后女性的身体得到全面的调理与康复，这一过程称为产褥期康复。产褥期康复还包括新生儿喂养、护理及早期智力开发，对母婴双方的身心健康皆有重要的意义。

笔者借用“月子”这个民间俗称，从妇产科学、护理学、中医药学、营养学等学科角度，结合中国女性的生理特点和产褥期保健的发展现状，有针对性地编写了本书。书中详述了女性在产褥期这个特殊生理阶段的专业性康复计划与康复标准以及新生儿的专业性养护方法、早期智力开发方面的知识。本书旨在为经历了妊娠分娩后的妈咪以及宝宝和家人提供一个科学的产褥期母婴专业指导标准，同时也为各母婴月子护理机构提供一套符合妇幼保健要求的规范文本，以帮助这些专业机构进行母婴健康方面的跟踪随访和系列服务。

为保证本书内容的科学严谨以及专业性和实用性，笔者凭借自身妇产科学临床经验和创办母婴月子护理机构的操作经验，汇集妇产科学、护理学、中医药学、营养学、心理学等学科专家的指导意见，在理论和实践的结合中逐步制定出一整套专业性产褥期母婴康复计划和管理制度，经过反复研究和不断完善，历经十余次修改，最终定稿成文。

本书共分五篇。第一篇为产褥篇，介绍产褥期女性的生理及心理特点、新生儿的生理特点和特殊生理状态；第二篇和第三篇分别为妈咪篇和宝宝篇，分别论述产褥期母婴的具体养护与康复计划细则、操作标准；第四篇为饮食篇，详细介绍月子期间为保障母婴健康的营养膳食和特殊药膳；第五篇为协议篇，编绘母婴护理机构的各项协议规范文本。全书力求科学严谨、内容精炼、条理明晰，力争为产褥期母婴及母婴月子护理机构提供有益的指导和帮助。

谨以此书向为母婴健康事业慷慨投资的企业家和为妇幼保健事业努力工作的医疗护理工作者表示崇高的敬意和真挚的谢意！资深专家石祚民、朱青萍、宋薇、俞丽萍曾为本书的编写倾力相助，上海临床营养质控中心主任营养师陈霞飞教授对本书“营养膳食和特殊药膳”部分给予指导，上海市妇联巾帼园总经理周珏珉为本书作序，在此由衷地向他们表示感谢！

齐志
2009 年 6 月于上海

目 录

产褥篇

妈　咪　篇

宝　宝　篇

饮　食　篇

协 议 篇

附 录

产褥篇

第一章　产褥期妈咪生理特点

产褥期，即胎儿、胎盘娩出后女性除乳腺外的全身器官（特别是生殖器官）恢复或接近正常未孕状态所需要的时期，一般为6～8周。产褥期是女性的一个特殊生理阶段，伴随着一系列的生理和心理变化。

第一节　生命体征的变化

一、体温

经历了阵痛与分娩，妈咪因身体肌肉过度疲劳常导致体温升高，一般不超过38℃，24小时内可降至正常，不必做特殊处理。

二、脉搏

分娩刚结束时，妈咪脉搏会有短暂加快，休息后脉搏一般减缓至60～70次/分，一周后可恢复正常。

三、呼吸

产后妈咪呼吸由妊娠期间的胸式呼吸转变为胸腹式呼吸，约

14～16 次/分，较分娩前妈咪会感到呼吸自如多了。

四、血压

产后妈咪血压应在平稳状态。若血压升高，须嘱妈咪休息并动态观察；若血压下降，则须警惕产后出血的可能。

五、褥汗

产后妈咪出汗较多，睡眠和初醒时更为明显，这属于产后机体恢复和自身调节的正常现象，产后一周左右即可自行缓解。

第二节　生殖器官的变化

一、子宫

分娩后子宫收缩呈圆形，并降至脐下约一横指处，24 小时后略上升至脐平，以后每天下降 1～2 横指，10 天左右降至盆腔内。

二、外阴及阴道

分娩后外阴会有轻度水肿，产后 2～3 天可自行消失。会阴若有缝合伤口，产后 4～5 天可自行愈合。阴道腔于产后逐渐缩小，阴道壁肌张力逐渐恢复，阴道黏膜皱襞一般于产后 3～4 周逐渐重现。

三、盆底组织

盆底肌肉与筋膜组织由于分娩时过度扩张，会出现弹性降低、筋膜断裂和肌肉松弛，不过通过产后科学调养和坚持保健锻炼，可恢复或接近未孕状态。

四、恶露

产后经阴道排泄出的含有血液及坏死蜕膜组织等分泌物，叫做恶露。血性恶露一般持续3~4天，后转变为淡红色的浆液恶露；再持续10天左右转为白色恶露。正常恶露有血腥味，无臭味，持续4~6周。如果血性恶露持续存在就需要给予处理，若持续30天应到医院就诊。

第三节 乳房的变化

乳房在妊娠期间由于受到激素的影响逐渐增大，分娩后增大更加明显，这对于泌乳是很有帮助的。产后妈咪催乳素升高，乳汁开始分泌。新生儿吸吮刺激乳头不仅可增加泌乳量，而且还可以促进子宫收缩，有利于生殖器官的恢复。有研究发现，新生儿出生后的第1个小时为敏感期，吸吮反射最为强烈，因此，产后要尽早帮助新生儿吸吮乳头。

第四节 其他器官的变化

一、心血管系统

分娩后24小时内，妈咪因子宫收缩，大量血液迅速回流到母体循环，导致血容量增加，心脏负担加重。这种现象一般于产后2~3天即可恢复正常。

二、消化系统

妈咪分娩时由于体力过于消耗，出汗较多，产后常感口渴，往往食欲不佳，再加上产时用力屏气，肛门血管过度受压，易引发痔疮。若产后长期卧床，肠蠕动减慢，则容易导致便秘。

三、泌尿系统

分娩过程中，由于胎头的挤压，妈咪常出现膀胱充血、水肿、膀胱括约肌麻痹等症状，加之产后腹壁松弛、会阴伤口疼痛，很容易发生排尿困难或尿潴留。

四、腹壁及皮肤

妊娠期间子宫逐渐增大，会发生腹壁皮肤弹力纤维断裂、腹直肌分离、下腹部正中线色素沉着以及腹壁出现紫红色妊娠纹等现象。产后腹壁肌肉和弹力纤维会逐渐恢复其紧张度，腹壁松弛现象也会渐渐好转，紫红色妊娠纹会慢慢变成银白色。加强产后保健和锻炼可加速腹壁紧张度的恢复。

第二章　产褥期妈咪心理特点

第一节　妈咪的心理变化

产后妈咪由于激素水平急速变化，有时会导致内分泌失调，心理情绪常常很不稳定。分娩的过度劳累以及产后失血过多，往往诱发精神方面的异常表现，多表现为情感脆弱、焦虑不安、易激动、记忆力减退、失眠、食欲不振等。

第二节　妈咪的情绪与新生儿

新生儿的降生，会给妈咪带来角色转换的敏感期，其情绪好坏直接影响到宝宝的生长发育。若妈咪心情舒畅，快乐接纳新生儿，宝宝会表现得较安静，吃奶、睡眠均正常、有序，容易培养良好的生活习惯；相反，若妈咪情绪忧虑、烦躁不安，宝宝会表现得爱哭闹，躁动不安，不能有序地吃奶和睡眠。若不能及时调整，久而久之会影响宝宝的早期智力发育，长大后也可能出现学习困难和各种心理问题。

第三节　产褥期抑郁症

产褥期抑郁症是一种产后妈咪的心灵闭塞性疾病，发生率高达10%～15%。产褥期抑郁症可直接影响妈咪的身体和精神健康，妨碍母婴的正常相处，导致宝宝行为失常、情感障碍，严重影响孩子的健康发育，已受到广泛关注。

产褥期抑郁症的发病诱因主要有以下几个方面：产后雌、孕激素快速下降，内分泌失调；分娩过程中过度害怕和紧张；产后伤口过于疼痛，身体极度虚弱；照顾宝宝有压力，夜间睡眠不足；丈夫与家人关心欠缺或发生矛盾等。

产褥期抑郁症的症状包括情绪失控、精神呆滞、沉默无语、无故哭泣、经常自责、失眠易倦、生活懒散以及对家人不满意、对宝宝缺乏兴趣等。

因此，妈咪应在产前注意孕期体育锻炼，提高身体素质；学习产褥期的育儿知识，了解产后心理特点，保持良好的心情，避免悲观情绪的产生；产后要注意休息，保证睡眠质量，不要过度疲劳；家人也要给妈咪营造一个良好和谐的产后休养环境，丈夫尽量陪伴妻子左右，协助护理宝宝。温馨的氛围、悉心的关怀是给妈咪身心最好的安慰。

若发生产褥期抑郁症，妈咪和家人应积极对待，必要时可请心理医生给予心理疏导和治疗。

第三章　新生儿生理特点

新生儿是指从出生到出生后28天的婴儿。在这个特殊时期，新生儿离开母体独立生活，身体器官和各项功能均在逐步完善和调整中，因此需要特别的喂养与护理。

第一节　新生儿的外观特点

一、新生儿皮肤

新生儿的皮肤呈粉红色，表面有一层薄薄的白色胎脂，足月儿在肩部和额部等处可见细小胎毛。

二、新生儿头颅

新生儿的头颅较身体比例大，约占身长的1/4，头发细软，颅缝分裂或重叠。新生儿头顶有凹凸不平或水肿，是头部通过产道时受压造成的，称为产瘤。若头部水肿呈肿块状且边界清楚，触之有波动感，称为头颅血肿。产瘤无须特殊处理，出生后2～3天可自行消失，头颅血肿也不要按压，可适当冷敷，一般6～8周后消失。

三、新生儿面部

受分娩自然压力的影响，新生儿的眼睑会略显浮肿，数天内可消退，眼睛能自然睁开。因分娩时接触血液与羊水，眼内会有分泌物，可用消毒小棉签轻轻擦拭。新生儿鼻部和耳壳一般轮廓清晰，发育良好。口腔黏膜光滑薄嫩。牙龈及上颚有时可见细小的白点。

四、新生儿乳房

新生儿的乳房略有肿胀，可扪及乳腺小结节，个别新生儿有少量乳汁分泌，这是由于体内尚存的母体激素所致，出生后数天可以自行消失。

五、新生儿脐带

新生儿的脐带一般在出生后 3 ~7 天自然干燥后脱落。脐带脱落前要保持脐部干燥，沐浴和更换尿布时注意不要被污染。若脐带延迟脱落或出现异常，应及时处理。

六、新生儿生殖器

男婴睾丸已降至阴囊，阴囊外观有皱褶、着色；女婴大阴唇发育已覆盖小阴唇，可有少量黏液性分泌物。

第二节 新生儿的心跳与呼吸

足月新生儿睡眠时心跳约为 120 次/分，醒后增至 140 ~160 次/分，时快时慢；足月新生儿呼吸频率较快，安静时约为 40 次/分，由于呼吸中枢不健全，表现为呼吸深浅、快慢不均，这些都是正常现象。

第三节　新生儿的消化与排泄

新生儿出生时吸吮能力较强,吞咽功能基本完善,但食管下括约肌松弛,胃呈水平位,幽门括约肌较发达,因此哺乳后易出现溢奶或呕吐现象。

新生儿在出生后 24 小时内排出胎便,由肠道分泌物、胆汁及吞咽的羊水组成,呈墨绿色黏稠糊状,约 2 ~ 3 天排完。以后逐渐转为黄色粪便。

第四章　新生儿特殊生理状态

第一节　新生儿生理性黄疸

新生儿出生后 2 ~3 天，皮肤会发黄，多为浅黄色，或局限于面部，或波及身体，有时甚至连眼睛的巩膜也发黄。出生后 4 ~5 天达到高峰，5 ~7 天消退，最迟不超过 2 周全部自然消退。宝宝出现黄疸期间，身体状况良好，吃奶好，大小便颜色无异常。这种现象称为新生儿生理性黄疸，是由新生儿胆红素代谢特点造成的，多喂糖水和多接触日光可加快黄疸消退，不必治疗。若新生儿出生后 24 小时内就出现黄疸，则需要考虑 Rh 溶血病。若出现黄疸较重且消退很慢，应做进一步检查，以防发生病理性黄疸。对于个别母乳喂养的新生儿出现的母乳性黄疸（表现为黄疸程度略重，全身情况良好），可适当停止母乳喂养，数日后黄疸就能自行消退。

第二节　新生儿生理性体重下降

新生儿出生后最初几天因吃奶和饮水量较少，加上肺呼吸、皮肤蒸发、大小便排出等原因，导致体重暂时性下降。下降幅度一般为出生时体重的3%～9%，5～7天后逐渐恢复，这种现象称为新生儿生理性体重下降。这期间，新生儿一般状况好，无哭闹，吃奶正常。体重恢复较慢的新生儿，并不代表以后一定发育不好，应具体分析其中的原因，比如，母乳是否充足，喂养方法是否得当，是否患有其他疾病等，必要时可请医生诊治。

第三节　新生儿红疹及粟粒疹

受母体激素的影响，新生儿出生后，在头面部、躯干及四肢常出现一些大小不等的红色多形性斑丘疹，这些斑丘疹在一周内即可自行消失，称为新生儿红疹。也会因皮脂腺堆积，在鼻尖、鼻翼、颜面部形成小米粒大小的黄白色皮疹，称为新生儿粟粒疹。粟粒疹会于新生儿蜕皮后自然消失。以上均属正常现象，无须特殊处理。

第四节　新生儿乳房肿大及假月经

胎儿娩出后来自母体的雌激素中断，受此影响，可导致新生儿乳房肿大（不分性别）和假月经（女性）。假月经指女性新生儿类似月经的出血。此两种表现不需要做任何处理，保持新生儿皮肤及会阴清洁即可。

第五节　新生儿马牙及螳螂嘴

在新生儿口腔上颚中线和齿龈部位，有黄白色、米粒大小的颗粒，是由上皮细胞堆积或黏液腺分泌物潴留形成的，数周后可自然消失，俗称“马牙”。两侧颊部各有一隆起的脂肪垫，俗称“螳螂嘴”。螳螂嘴有利于吸吮乳汁，属正常现象。

妈咪篇

第五章　妈咪月子养护

第一节　妈咪月子护理常规

1. 保持室内整洁、安静，温度适宜（26～28℃），空气清新；妈咪衣着干净、舒适、厚薄适中。

2. 每日测量体温和血压各一次，正常体温为36～37℃，正常血压为120/80～90/60mmHg。

3. 每日应观察妈咪双侧乳房情况，主要包括乳房有无胀痛、红肿、结节；乳汁分泌量多与少；乳头发育情况以及有无异常。一旦发现异常应及时给予处理。

4. 每日需检查宫底、恶露、腹部或会阴伤口愈合情况，必要时对症处理。

5. 每日了解妈咪产后腹痛、出汗、睡眠、情绪等情况。

6. 每日常规进行妈咪健康评估和个性生活护理。

7. 妈咪应严格按照产后6餐饮食，以保障科学补充营养。对于有特殊禁忌的妈咪需要做特别安排处理。

8. 保持大、小便通畅，出现排尿困难或便秘时应及时处理，必要时给予药物治疗。

9. 提倡母婴同室和母乳喂养,按需哺乳,同时预防乳房疾病。

10. 倡导妈咪有计划地进行产后科学养护与健身。

第二节　妈咪月子健康评估记录

基本情况:

妈咪姓名_____　年龄___　单位______________　手机________

爸爸姓名_____　年龄___　单位______________　手机________

妈咪户口地址____

妈咪产休地址____

妈咪分娩情况:

分娩医院__________　分娩孕周__________　分娩日期________

分娩方式________________　孕产次:孕____　产____

分娩特殊情况____

宝宝出生情况:

体重________克　身长______厘米　Apgar 评分________

特殊情况____

当前情况:

出院日期____________　入馆日期____________

妈咪入馆体重____________千克

宝宝入馆体重____________克　身长____________厘米

评估小结:

妈咪____

宝宝____

保健师:

记录日期:

第三节 妈咪月子观察访视记录

表 5－1 妈咪月子观察诊视记录表

检查日期										
产后天数										
体温										
血压										
剖宫产伤口情况		感染□ 无□	感染□ 无□	感染□ 无□	感染□ 无□	感染□ 无□	感染□ 无□	感染□ 无□	感染□ 无□	感染□ 无□
乳腺	乳汁	多□ 中□ 少□ 无□	多□ 中□ 少□ 无□	多□ 中□ 少□ 无□	多□ 中□ 少□ 无□	多□ 中□ 少□ 无□	多□ 中□ 少□ 无□	多□ 中□ 少□ 无□	多□ 中□ 少□ 无□	多□ 中□ 少□ 无□
	胀痛	有□ 无□	有□ 无□	有□ 无□	有□ 无□	有□ 无□	有□ 无□	有□ 无□	有□ 无□	有□ 无□
	红肿									
	乳头									
子宫复归情况	宫底高度									
	压痛	有□ 无□	有□ 无□	有□ 无□	有□ 无□	有□ 无□	有□ 无□	有□ 无□	有□ 无□	有□ 无□
	质地	软□ 硬□	软□ 硬□	软□ 硬□	软□ 硬□	软□ 硬□	软□ 硬□	软□ 硬□	软□ 硬□	软□ 硬□
恶露	色									
	量	多□ 中□ 少□ 无□	多□ 中□ 少□ 无□	多□ 中□ 少□ 无□	多□ 中□ 少□ 无□	多□ 中□ 少□ 无□	多□ 中□ 少□ 无□	多□ 中□ 少□ 无□	多□ 中□ 少□ 无□	多□ 中□ 少□ 无□
	味	有□ 无□	有□ 无□	有□ 无□	有□ 无□	有□ 无□	有□ 无□	有□ 无□	有□ 无□	有□ 无□
会阴	EP愈合情况									
	红肿硬结									
	其他									
医师										

第六章　妈咪月子健身操

第一节　妈咪月子健身操的意义

1. 有助于妈咪加速子宫收缩，促进血液循环及生殖器官复原。

2. 刺激妈咪的胸肌和乳腺，增加母乳分泌，保持乳汁分泌畅通。

3. 增强妈咪腹壁肌肉和盆底组织弹性，有利于产后恢复和保持健美体型。

4. 调节妈咪产后情绪，营造活泼和愉悦的月子生活氛围。

第二节　妈咪月子健身操

一、胸式呼吸运动

仰卧，慢做深呼吸，握拳提起吸气，撑掌放下呼气，重复 4 次。见下图。

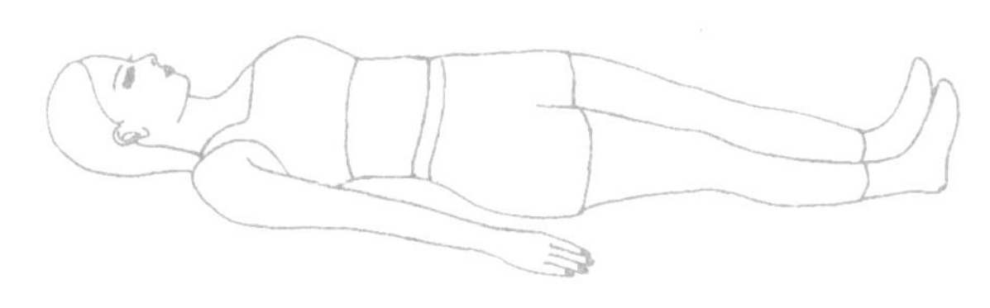

二、上肢运动

仰卧，两脚稍微分开，两臂保持平伸与身体呈直角状态，慢慢抬起两臂，保持肘部呈平直状态，两手接触时慢慢放下两臂，重复4次。见下图。

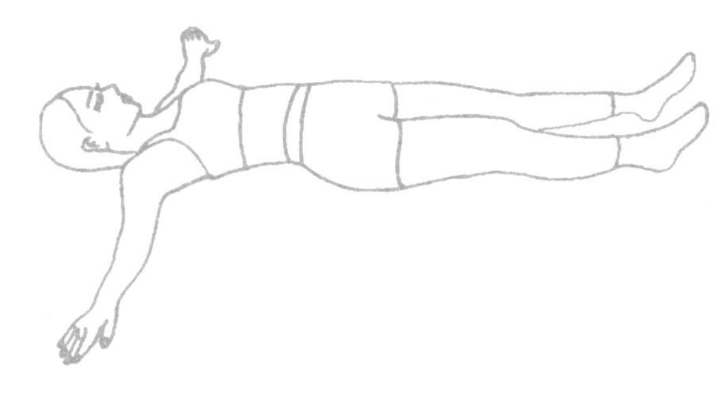

三、腿部运动

仰卧，双手放于身体两侧，抬腿（先右后左）脚尖用力伸直，膝盖不弯曲，慢慢放下，重复4次。双腿并举慢慢增加高度，重复4次。见下图。

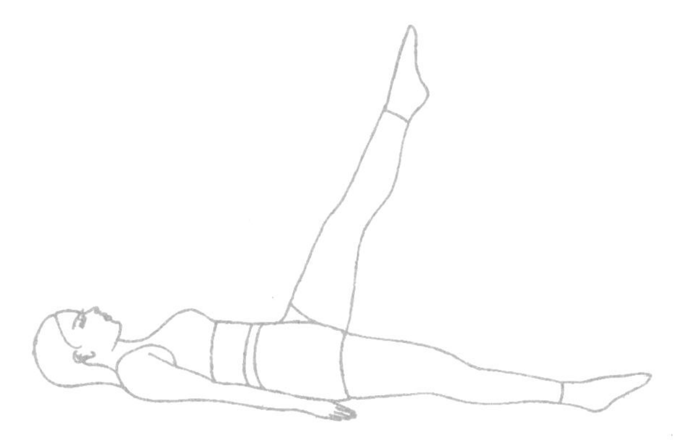

四、脚踝运动

仰卧,两臂直放于身体两侧,两脚踝关节交替屈伸和旋转。按顺时针和逆时针方向交替运动,重复4次。见下图。

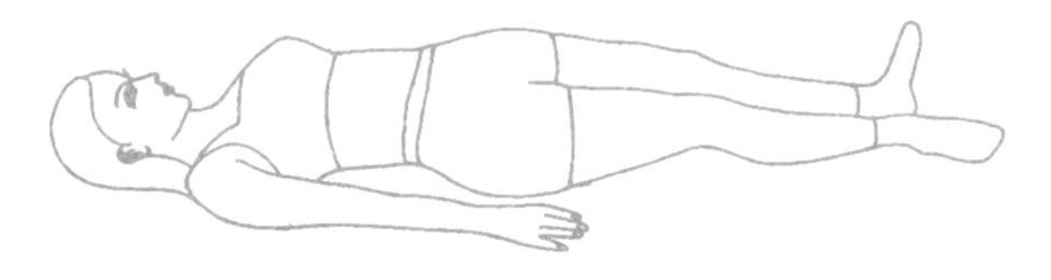

五、盆底肌肉运动

1. 仰卧,双膝屈起,双手伸直,用口呼气,收缩腹肌,尽量抬头,使双手伸到膝部,4次起,逐渐增加次数。见下图。

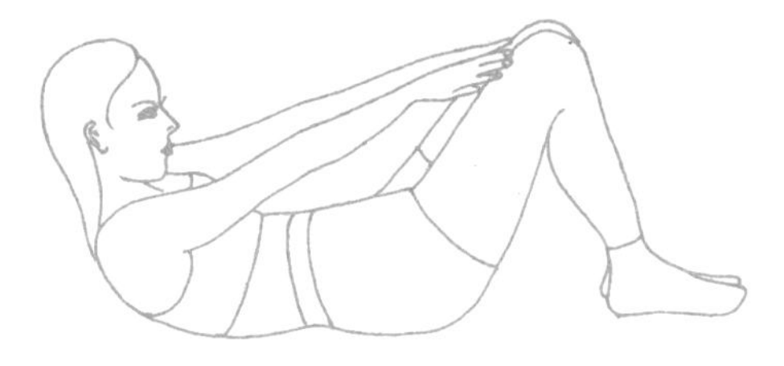

2. 仰卧,双膝屈起,用口呼气,抬头,使左手伸到右膝,使右手伸到左膝,重复4次。见下图。

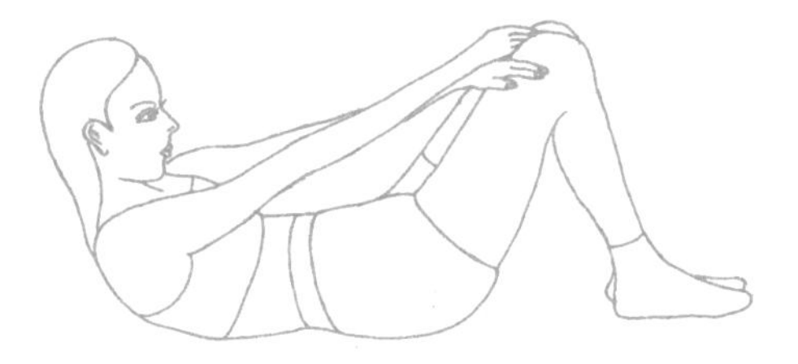

3. 仰卧,双膝屈起,收缩腹肌,腰部紧贴床垫,然后放松,使腰部抬起(臀部不抬高),重复4次。见下图。

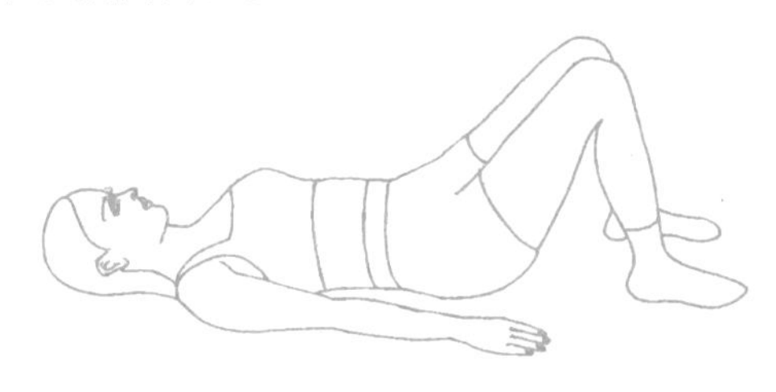

4. 仰卧,两脚做交叉动作,大腿保持并拢,尽量将会阴部位及肛门肌肉用力收缩,提起稍坚持一会儿再放松,重复4次。见下图。

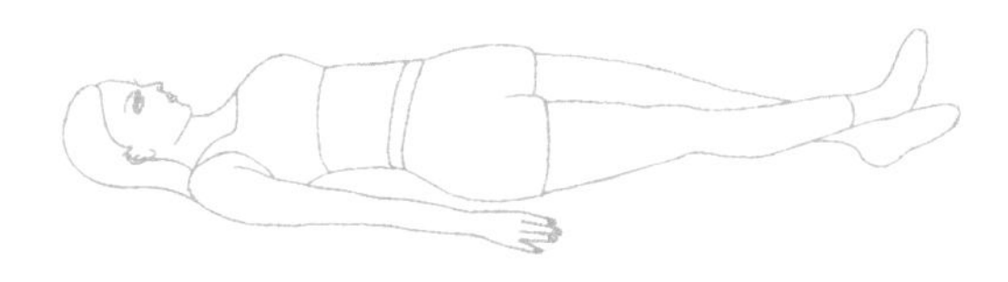

六、腹部运动

1. 仰卧,双膝屈起,抬高臀部,臀部左右扭动,放松,重复4次。见下图。

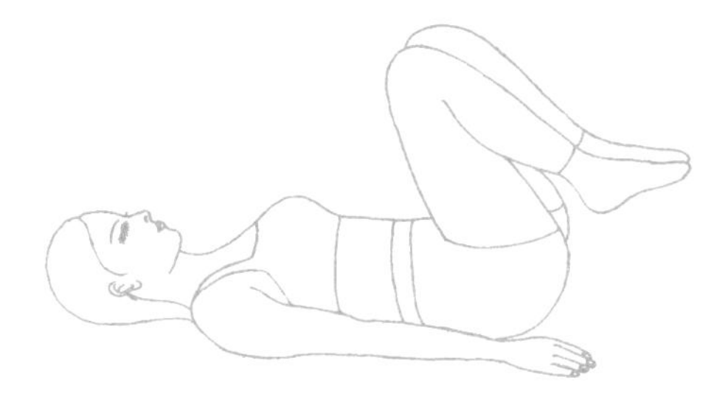

2. 俯卧20分钟,胸部垫一枕头,可帮助子宫恢复,预防背痛。见下图。

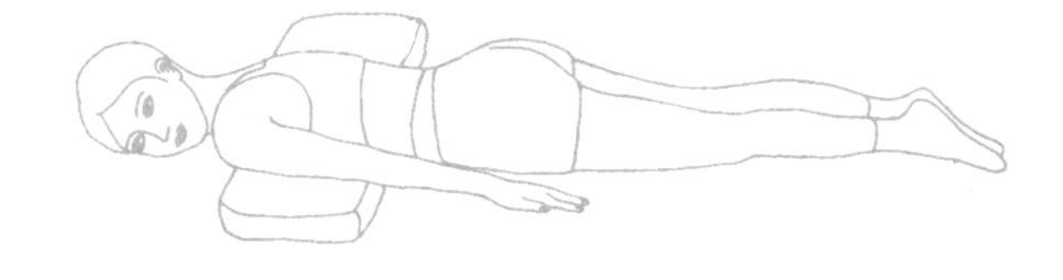

第三节 妈咪月子健身操操作注意事项

1. 室温保持在舒适温度，以 26～28℃为宜，妈咪避免直接吹风，床单元平整、干净。

2. 健身操宜在每天清晨起床前和晚上临睡前进行。

3. 餐后不宜马上做操，饭后 1 小时方可进行。

4. 妈咪着装宜宽松、舒适，运动前排尿、排便。

5. 运动前先给宝宝喂奶，锻炼后最好间隔 2 小时再喂奶。

6. 若行会阴切开缝合术的妈咪，待伤口愈合后再进行，一般为产后 5 天；行剖宫产术的妈咪应在拆线后进行，一般为产后 7 天。

7. 每天可练习 1～2 次，持续到产后 8 周。

8. 运动中，若感觉某个动作使身体不适或接受困难，不要勉强自己，应立即停止该动作，待身体恢复后再练习。

9. 运动中，妈咪要呼吸均匀，不要屏气，运动速度宜缓慢，每节健身操结束后注意适当放松休息。

10. 健身操可因个人能力的不同，逐步达到规范要求，不过，只有持之以恒，才能实现产后康复的目的。

第四节 妈咪月子健身操操作流程图

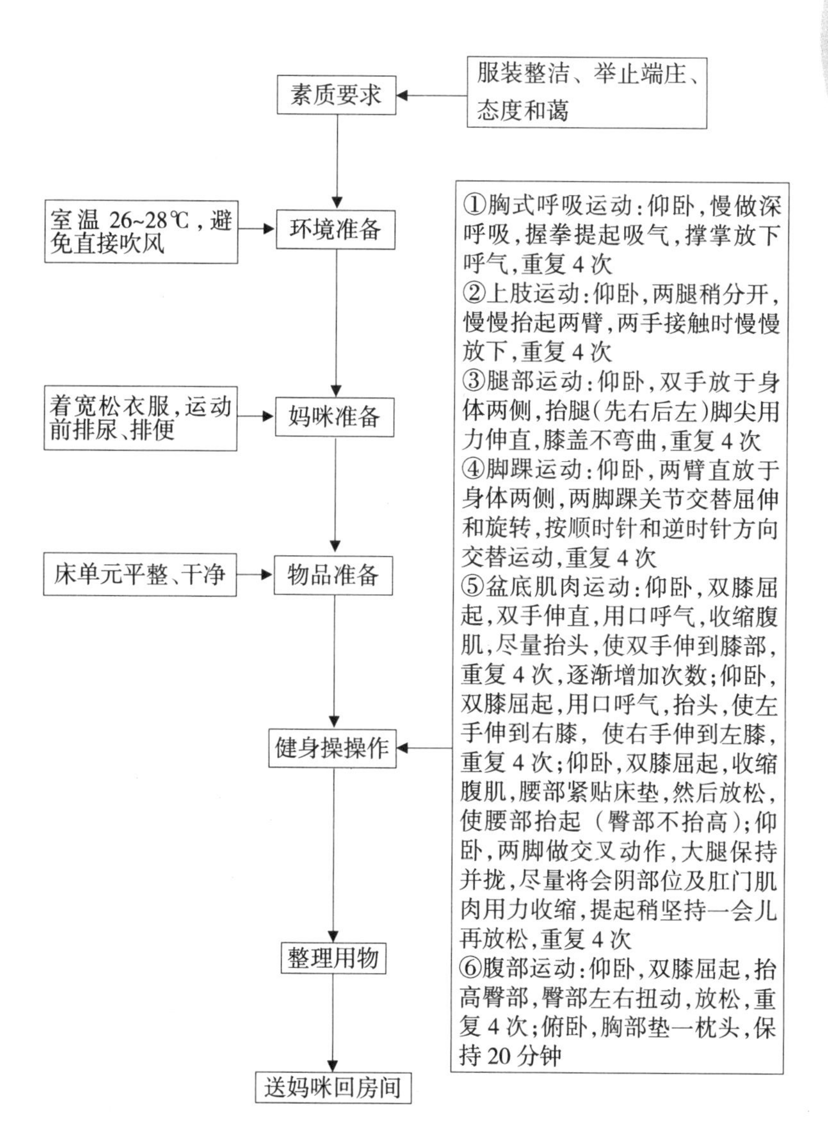

第五节 妈咪月子健身操操作考核评分标准

表 6－1 妈咪月子健身操操作考核评分标准表

操作者：　　　　　　　　　　　　　　　　考核者：

项目	总分	要　　求	应得分	扣分	说明
素质要求	6	服装整洁	2		
		举止端庄	2		
		态度和蔼	2		
操作前准备	4	环境准备	2		
		物品准备	2		
妈咪准备	4	着宽松衣服	2		
		排尿、排便	2		
健身操方法	36	胸式呼吸运动	6		
		上肢运动	6		
		腿部运动	6		
		脚踝运动	6		
		盆底肌肉运动	6		
		腹部运动	6		
注意事项	32	在清晨起床前和晚上临睡前进行	4		
		餐后 1 小时进行	4		
		运动前给宝宝喂奶，运动后须间隔 2 小时	4		
		妈咪身体状况符合标准（产后 5 天或 7 天）	4		
		每天练习 1～2 次并持续到产后 8 周	4		
		运动中出现不适应停止	4		
		每节运动结束后适当休息	4		
		遵循循序渐进、逐步规范、持之以恒原则	4		
熟练程度	4	动作准确、轻柔、适度	4		
操作后处理	4	整理用物	2		
		送妈咪回房间	2		
总分	90				
理论	10				
总得分	100				

第七章　妈咪月子美容

第一节　妈咪月子美容的意义

1. 彻底清洁面部皮肤，消除产后疲劳，让皮肤充分休息。
2. 增进面部血液循环，补充面部组织营养。
3. 增加氧气输送，促进面部细胞新陈代谢功能。
4. 帮助产后皮肤排泄废物，减少油脂堆积。
5. 消除皮肤肿胀和皮肤松弛现象，延缓皮肤衰老。
6. 增加皮肤组织的光泽度和弹性。
7. 改善内分泌变化，辅助治疗和减轻妊娠斑或雀斑。

第二节　妈咪月子美容

一、清洁面部

1. 打开蒸气喷雾机，距离面部约 60 厘米，使雾气辐射于皮肤表面。

2. 将清洁霜涂于脸上5点，并均匀揉开。见下图。

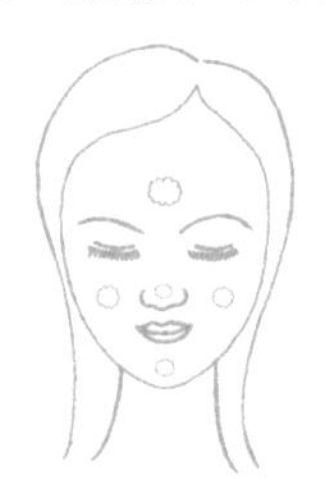

3. 左手（食指、无名指）按住太阳穴，右手（食指、无名指）由眉向内绕圈，从右到左，右手不离面部，滑至太阳穴，重复3次，交替进行。见下图。

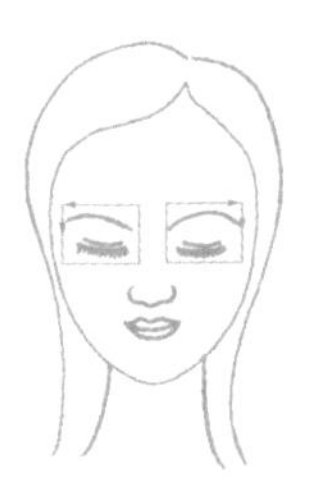

4. 双手从印堂向两边打圈至两边太阳穴，按一下，重复3次。见下图。

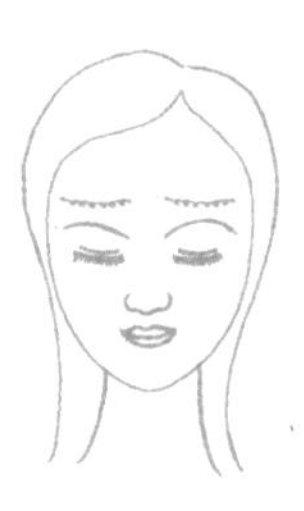

5. 两手中指从鼻翼拉至印堂，然后两手并拢滑至鼻尖，按摩2次，两指分开再从印堂分散至鼻翼，重复3次。见下图。

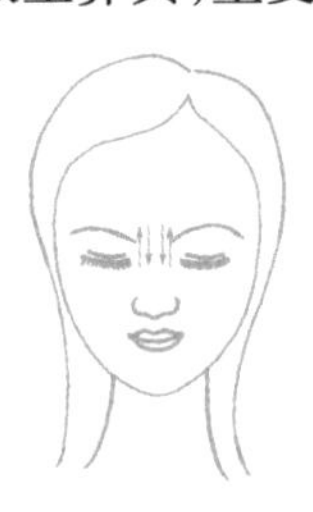

6. 左手中指和食指抠眼窝，并拢向上拉至额头，再向外绷紧，另一只手打圈，两手并拢滑至一侧眼角绷开打圈。同样另一侧，重复3次。见下图。

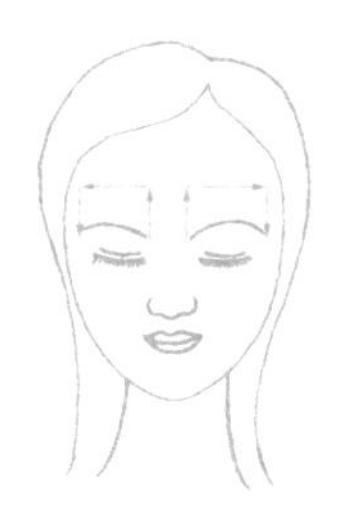

7. 由下颚向上打圈3层，每层至太阳穴，按一下，重复3次。见下图。

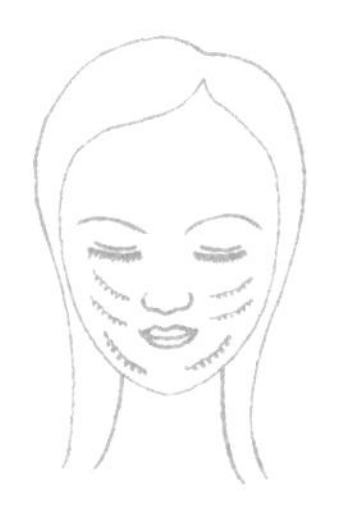

8. 两手食指在唇上向两边按摩，再分别滑至两边，滑到哪边，哪只手在上面按摩，重复3次。见下图。

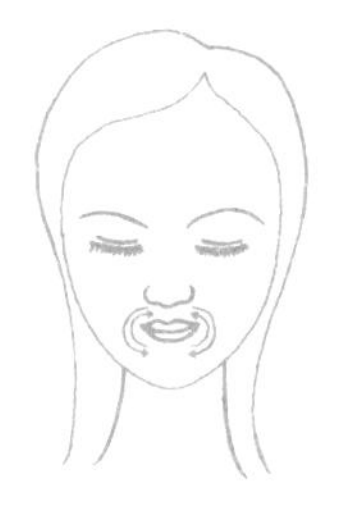

9. 一手顶住下巴，一手至颚下，交叉按摩，先滑至一边，再回到中间，再滑至另一边，重复3次。见下图。

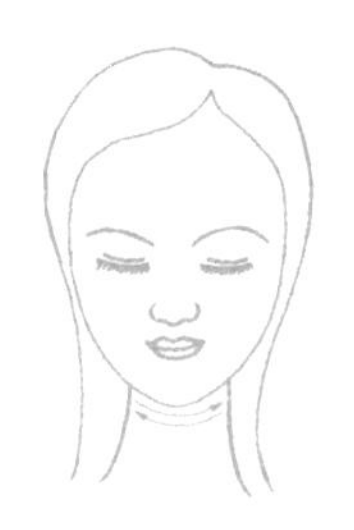

10. 双手来回(由下至上)包脸10次,从下巴包至耳垂,按一下。见下图。

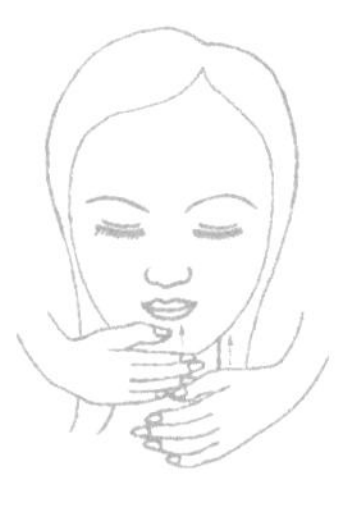

11. 关闭蒸气喷雾机。

12. 用两手手掌交替拍打额头10次,清洗面部。

二、去除死皮

1. 先轻轻擦干脸上的水珠。
2. 涂去死皮霜。
3. 一手按住,一手向外从上至下搓死皮。
4. 清洗面部。

三、按摩面部(手法同清洁面部)

四、敷面膜,15~20分钟洗去

五、涂抹营养霜

第三节 妈咪月子美容操作流程图

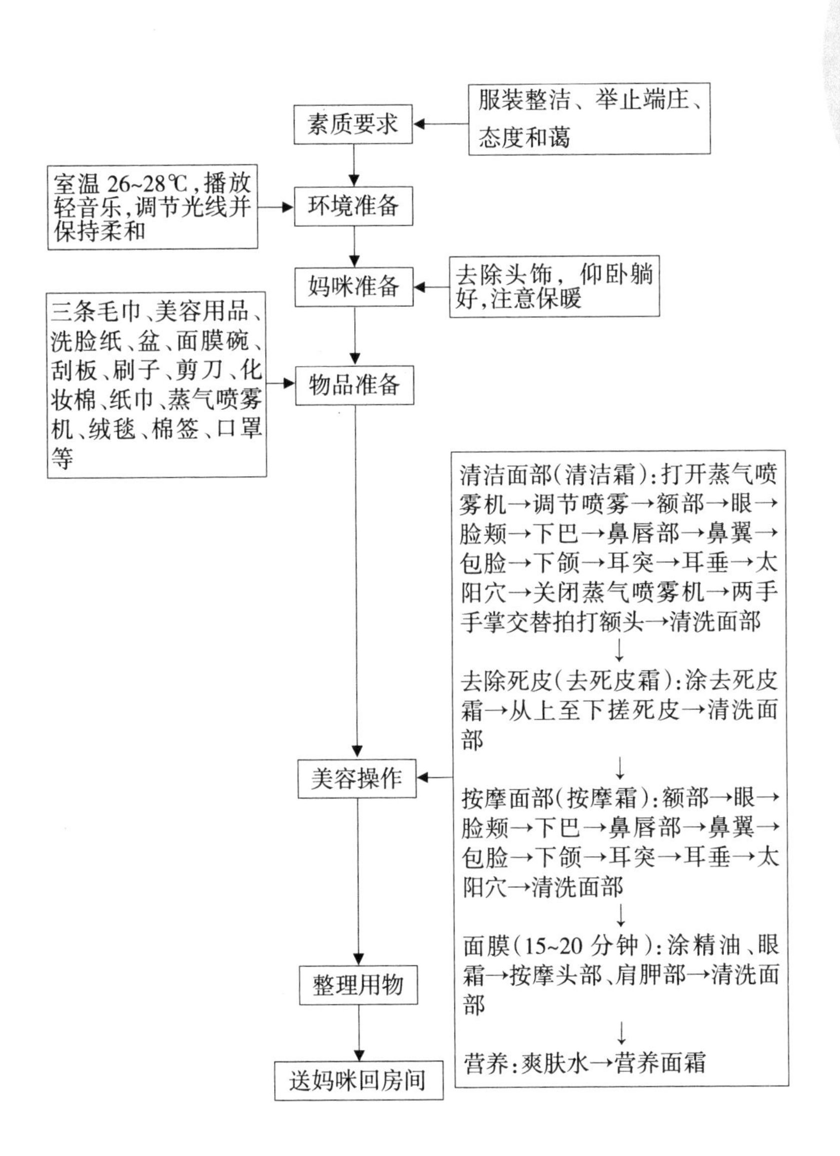

第四节　妈咪月子美容操作考核评分标准

表7－1　妈咪月子美容操作考核评分标准表

操作者：　　　　　　　　　　　　　　　　　　考核者：

项目	总分	要　　求	应得分	扣分	说明
素质要求	6	服装整洁	2		
		举止端庄	2		
		态度和蔼	2		
操作前准备	4	环境准备	2		
		物品准备	2		
妈咪准备	4	去除头饰	2		
		仰卧躺好，注意保暖	2		
美容方法	45	清洁面部	9		
		去除死皮	9		
		按摩面部	9		
		敷面膜	9		
		涂抹营养霜	9		
观察	3	肤色、有无过敏、表情	3		
注意事项	16	美容用品不得溅入眼内	4		
		防止蒸气烫伤	4		
		如有过敏，立即停止	4		
		去除死皮2次/周，面膜1次/周	4		
熟练程度	8	动作准确、柔和、连贯	4		
		注意节力原则	4		
操作后处理	4	整理用物	2		
		送妈咪回房间	2		
总分	90				
理论	10				
总得分	100				

第八章　妈咪月子抚触

第一节　妈咪月子抚触的意义

随着胎儿不断长大，妊娠期妈咪的腹壁皮肤和肌肉因长期受到增大了的子宫的影响，会被拉松拉长，并导致肌纤维断裂和腹壁松弛下垂。产后腹壁紧张度的恢复，一般需 6～8 周，但多数已不能恢复到孕前，经过抚触可加快恢复。

第二节　妈咪月子抚触

一、脐下部

1. 方法：仰卧，在子宫底部（约肚脐下 3 指处），用双手 4 对手指指肚从腰腹部两侧向脐下部做轻推按摩，重复 8 次。见下图。

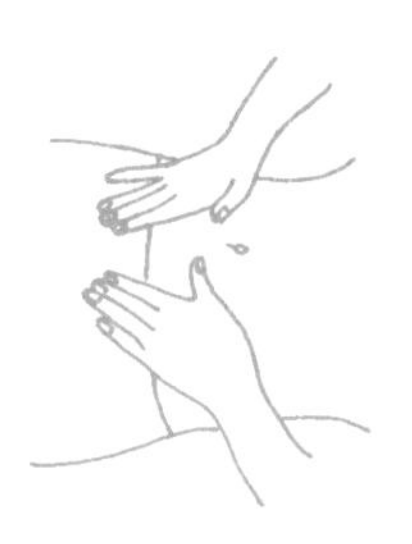

2. 机理:促进子宫收缩,利于恶露顺利排出,增加肌张力,刺激胃肠运动,预防内脏下垂,改善腹壁皮肤弹性。

二、脐周部

1. 方法:将两手掌心放至脐部,在脐部停留做旋转式顺时针揉按,重复10次。见下图。

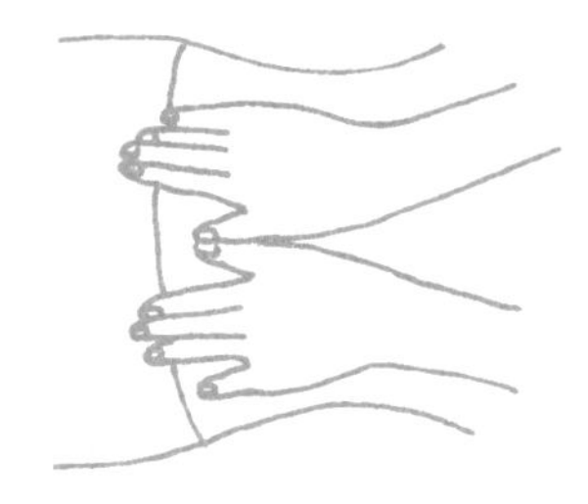

2. 机理:进一步促进子宫收缩和恶露排出,减少产后出血,恢复腹壁组织弹性。

三、下腹部

1. 方法:双手掌心下移至小腹,重复旋转式顺时针揉按,重复12次。见下图。

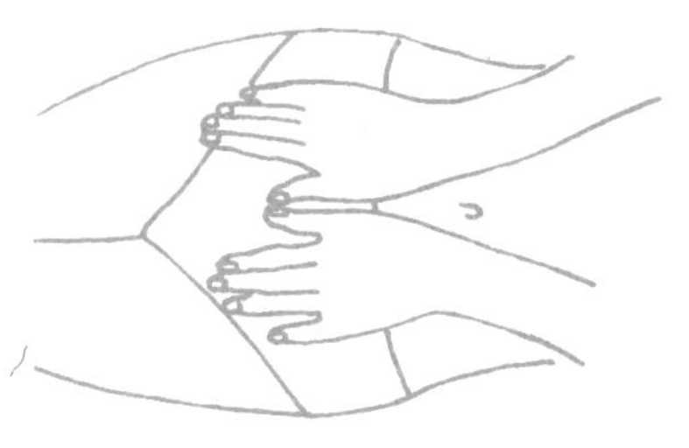

2. 机理:促进子宫收缩和恶露排出的同时,减少和避免产后腹痛、产后出血,加速子宫尽快恢复到健康状态。

四、全腹部

1. 方法:用双手掌心及大小鱼际肌从耻骨联合上方开始从左至右,顺时针方向按摩下腹部、中上腹部,最后回到耻骨联合,重复10次。见下图。

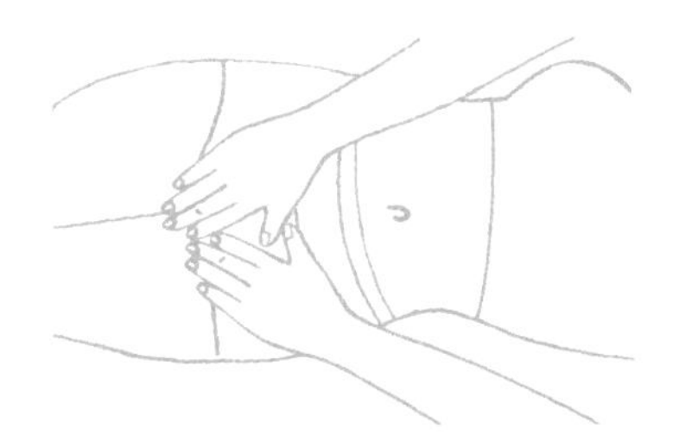

2. 机理:腹壁因受妊娠子宫的影响,肌纤维增生,弹力纤维断裂,产生妊娠纹,分娩后子宫缩小,腹壁松弛下来,皮肤的紧张度一般要在产后6~8周才能恢复,通过按摩,可使腹部皮肤及早恢复正常。

五、腿部

1. 方法:用双手掌及手指指肚从大腿部外侧开始至膝部到小腿内侧,从上到下按摩和揉搓,重复8次。见下图。

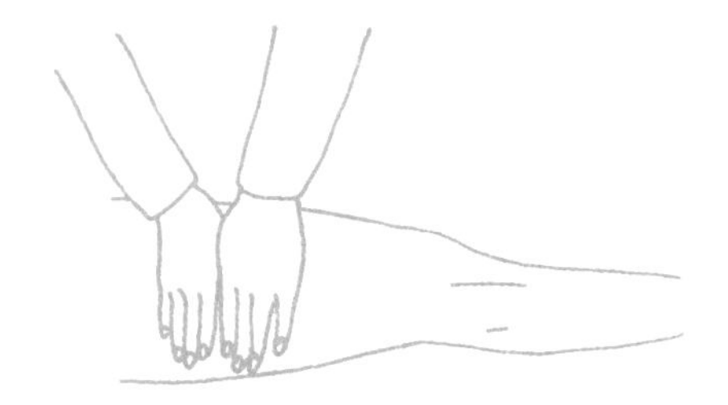

2. 机理:大腿及小腿皮肤因怀孕期体重增加,或有水肿,常常使皮肤弹性受损,尤其是大腿皮肤会出现类似腹壁皮肤的妊娠纹。通过按摩,可尽快恢复腿部皮肤及肌肉的弹性。

第三节　妈咪月子抚触操作注意事项

1. 室温保持在26～28℃，环境干净、整洁，光线柔和，播放优美的轻音乐。

2. 抚触宜选在妈咪美容后进行。若直接抚触，应亲切对话，并用适当手法从头颈部、肩部、上肢、胸背部给予按摩，使妈咪渐渐进入平静、放松状态。

3. 操作者应服装整洁，仪表端庄，态度亲切、自然，言语清晰、平和，解释、引导到位，双手洁净、柔软、温暖不冰凉，妈咪接触后无不适感觉。

4. 根据妈咪体质和日常习惯以及对气味的嗜好选择精油。

5. 严格按照规定部位和范围连续进行按摩及揉搓，手法和手势要准确，动作和力度要由轻渐重，轻重交替，保证按摩次数，速度均匀缓慢，完成抚触全部操作时间不可少于45分钟。

6. 抚触结束后，在妈咪休息5～10分钟后，送回房间。

第四节　妈咪月子抚触操作流程图

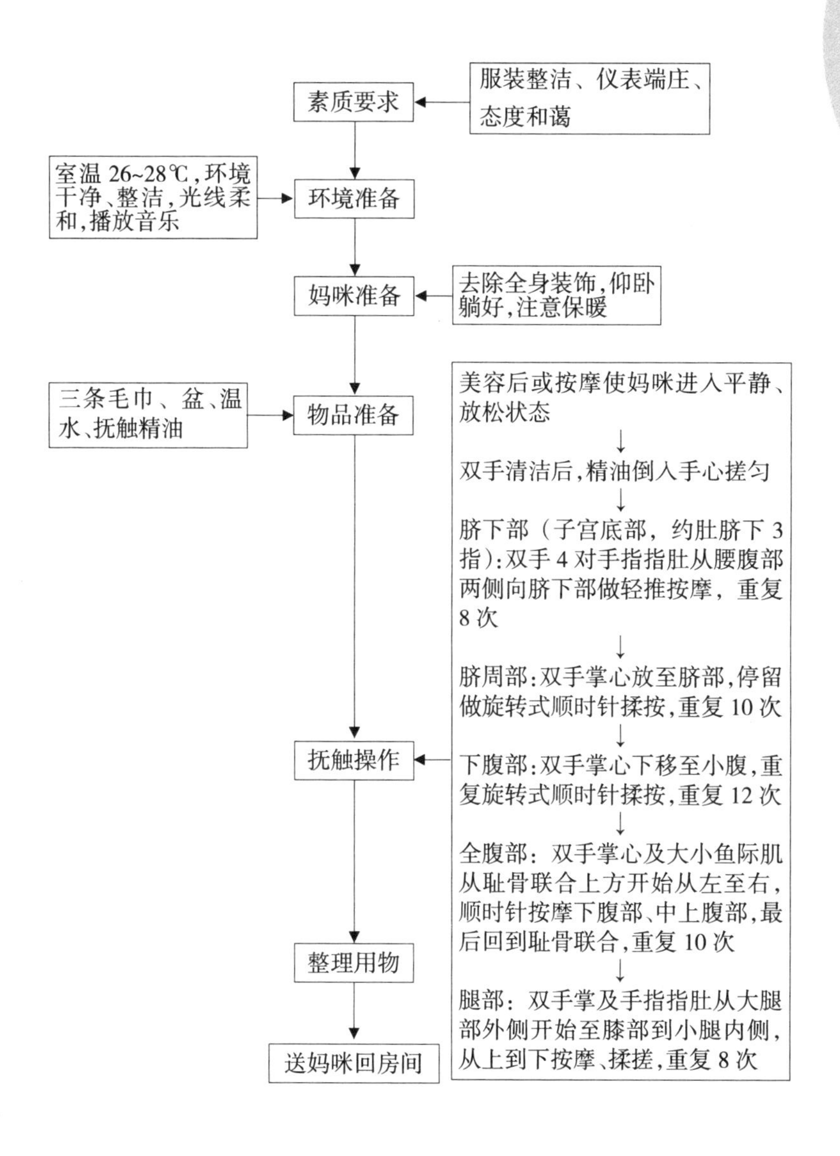

第五节　妈咪月子抚触操作考核评分标准

表 8-1　妈咪月子抚触操作考核评分标准表

操作者:　　　　　　　　　　　　　　　　考核者:

项目	总分	要　　求	应得分	扣分	说明
素质要求	6	服装整洁	2		
		举止端庄	2		
		态度和蔼	2		
操作前准备	4	环境准备	2		
		物品准备	2		
妈咪准备	4	去除全身装饰	2		
		仰卧躺好,注意保暖	2		
抚触方法	40	脐下部	8		
		脐周围	8		
		下腹部	8		
		全腹部	8		
		腿部	8		
注意事项	24	精油选择适合妈咪体质、习惯和嗜好	4		
		双手洁净,无长指甲,避免妈咪有不适感	4		
		按摩部位及范围准确	4		
		按摩力度到位(由轻渐重,轻重交替)	4		
		抚触时间充分(不少于 45 分钟)	4		
		抚触结束后,妈咪需休息 5~10 分钟	4		
熟练程度	8	动作准确、柔和、连贯	4		
		注意节力原则	4		
操作后处理	4	整理用物	2		
		送妈咪回房间	2		
总分	90				
理论	10				
总得分	100				

第九章　妈咪月子足疗

第一节　妈咪月子足疗的意义

足疗也称足部按摩，是运用一定的推拿按摩手法，作用于足部的经穴或病理反射区（见下图），以增强调理阴阳、调和气血、调节脏腑的功能，起到扶正祛邪、疏通经络等作用，从而达到防病治病的目的。

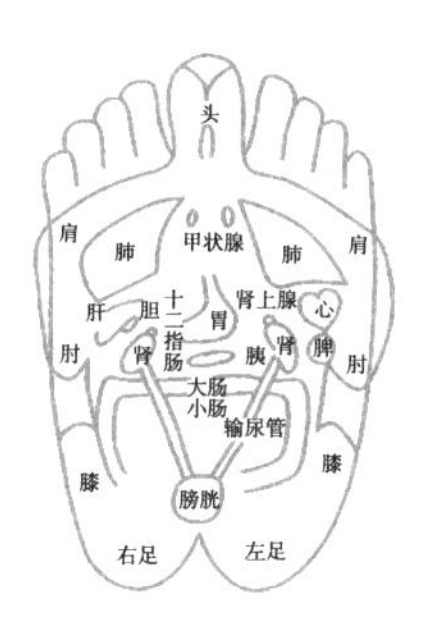

月子足疗不同于普通的足部按摩。月子足疗是根据女性产后的身体生理特点，有选择性的对足部及腿部六个特殊穴位进行针对性的按摩、揉搓和推拿，以辅助性促进其生殖系统的复旧、帮助子宫收缩和减少产后出血，同时舒筋、活络，健脾、理气，醒脑、镇惊、安神，补肾、利水，是产后妈咪重要的保健措施之一。

第二节　妈咪月子足疗的穴位

妈咪月子足疗的穴位主要有涌泉、三阴交、绝骨(悬钟)、昆仑、太冲和大敦六大部位。

一、涌泉

1. 位置:涌泉在足掌心的前1/3与后2/3的交接处。见下图。

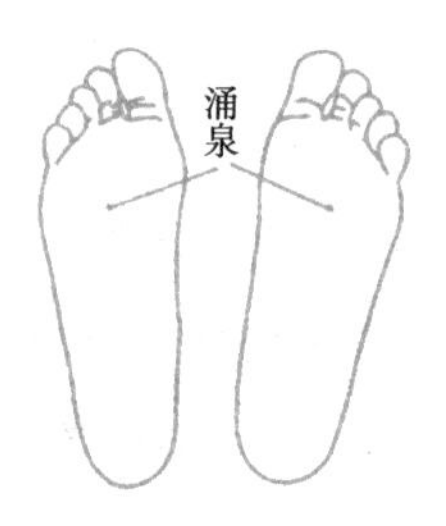

2. 功效:开窍、醒脑、宁神、降逆。

3. 主治:产后寒热、产后眩晕、癫痫等。

二、三阴交

1. 位置:三阴交位于内踝上三寸,胫骨内侧后缘。见下图。

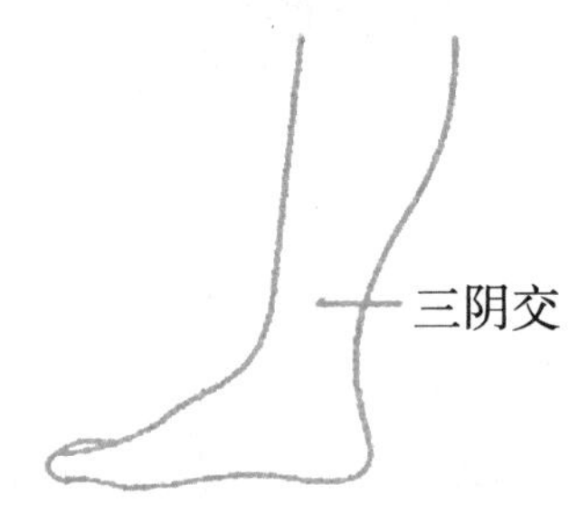

2. 功效:健脾、疏肝益气、调经、活血、止带、补肾、利水。

3. 主治:产后尿潴留、产后恶露不尽、痛经、崩漏等。

三、绝骨

1. 位置:绝骨位于外踝尖上三寸,腓骨后缘和腓长肌之间。见下图。

2. 功效:祛风、舒筋、活络、利关节。

3. 主治:产后贫血、产后高血压、关节痛等。

四、昆仑

1. 位置:昆仑位于足外踝与跟腱之间的陷窝中,平外踝的中点。见下图。

2. 功效:舒筋活血、疏风通络。

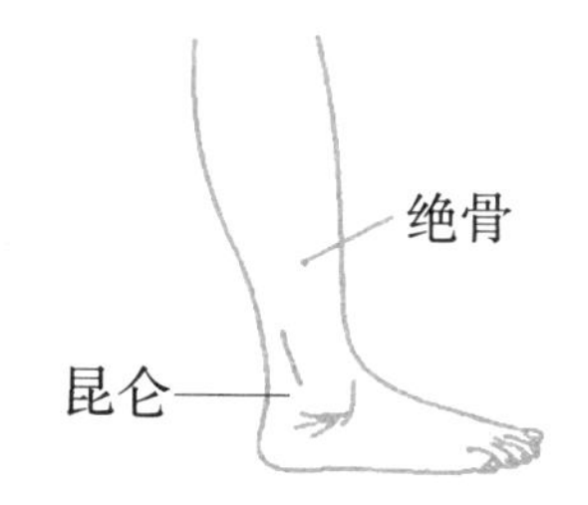

3. 主治:头痛、腰背痛、足跟痛等。

五、太冲

1. 位置:太冲位于足第一、二趾趾缝上二横指处。见下图。

2. 功效:安神、开窍、祛风、止痉、疏肝理气、舒筋、清热降逆。

3. 主治:头痛、头晕、失眠多梦、产后焦虑等。

六、大敦

1. 位置:大敦位于足大趾末节的外侧趾背上,在外侧趾甲根与趾关节之间。见下图。

2. 功效:通络、调经、利尿、泻热。

3. 主治:产后便秘、产后尿失禁、外阴炎症等。

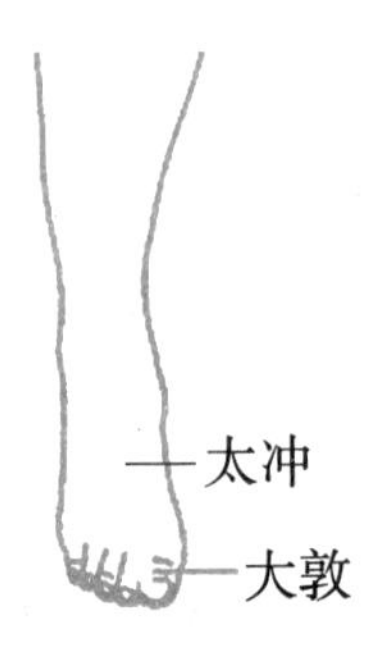

第三节　妈咪月子足疗操作注意事项

1. 室温保持在26～28℃,环境干净、整洁,光线柔和,播放优美的轻音乐。

2. 操作者服装整洁,仪表端庄,态度和蔼,注意剪平手指指甲,皮肤无破损。

3. 准备木桶、毛巾、一次性塑料套、药粉、花瓣、润足油、护足霜等物品,并放置合理,以备使用。

4. 保持木桶水温在50～55℃,水量以浸泡至三阴交穴位以上深度为宜。双脚放入药粉和花瓣泡好的药水中浸泡10～15分钟,清洗擦干。

5. 将润足油倒入掌心,依次对穴位进行轻柔按摩并稍作按压,以不使妈咪感到疼痛与过度酸胀为宜,每个穴位按压5～8次。按摩整个过程不少于30分钟。

第四节　妈咪月子足疗操作流程图

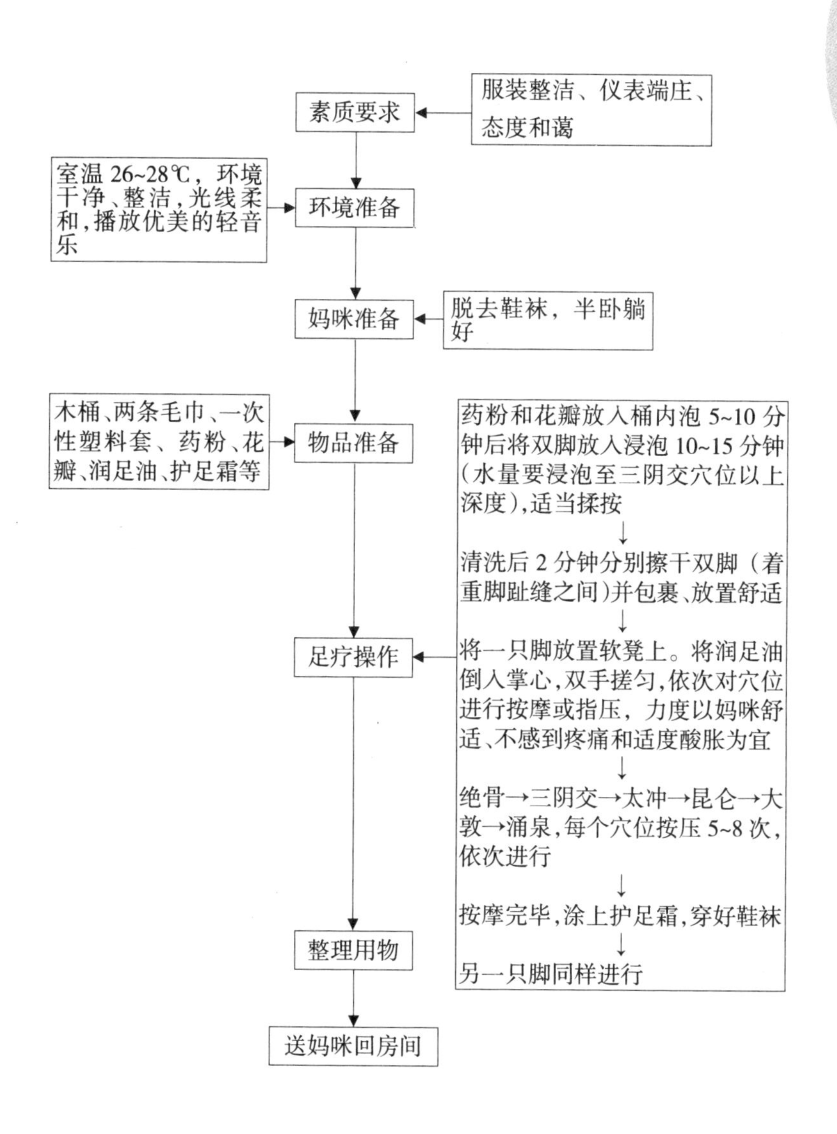

第五节　月子足疗操作考核评分标准

表 9－1　妈咪月子足疗操作考核评分标准表

操作者：　　　　　　　　　　　　　　　　　　　考核者：

项目	总分	要　　求	应得分	扣分	说明
素质要求	6	服装整齐	2		
		举止端庄	2		
		态度和蔼	2		
操作前准备	4	环境准备	2		
		物品准备	2		
妈咪准备	2	脱去鞋袜，半卧躺好	2		
足疗方法	36	绝骨	6		
		三阴交	6		
		太冲	6		
		昆仑	6		
		大敦	6		
		涌泉	6		
注意事项	32	木桶内套一次性塑料套	4		
		药粉和花瓣放入桶内泡 5～10 分钟	4		
		水温适宜（50～55℃）、水量适中（三阴交以上）	4		
		双脚浸泡时间充足（10～15 分钟）	4		
		双脚包裹、放置舒适	4		
		按摩部位准确、力度适宜（酸胀、不感疼痛）	4		
		润足油倒入掌心要搓匀	4		
		足疗时间充分（不少于 30 分钟）	4		
熟练程度	6	动作准确、柔和、连贯	3		
		注意节力原则	3		
操作后处理	4	整理用物	2		
		送妈咪回房间	2		
总分	90				
理论	10				
总得分	100				

第十章　妈咪月子瑜伽

第一节　妈咪月子瑜伽的意义

瑜伽起源于印度,是古代印度哲学六大派中的一派。瑜伽既是哲学,又是一种精神和肉体结合的运动。月子瑜伽的作用在于帮助产后女性增进身体、心智和精神健康。

月子瑜伽运动,不仅有运动状态的,也有静止状态的。它们都有苗条身材、保护内脏、柔软肌肉、增加弹性、重塑体形、预防和改善产后脱发、保养卵巢的作用。不管是剖宫产,还是自然分娩,在月子里都可以依照个人体质及伤口愈合情况,适当练习。

但需要强调,月子里的瑜伽练习和平时的功法选择有所区别,月子瑜伽更注重妈咪静神凝气、轻松平和、愉悦冥想。人的免疫系统和人的心态是紧密相连的,产后更是如此。所以,月子瑜伽中的静止状态更重要一些,它具有强有力的预防功效,使月子里妈咪的身体和精神更加健康。

月子瑜伽中的运动状态较注重产后妈咪腰部和骨盆功能的锻炼以及子宫、卵巢、生殖器官的修复,同时还可增进乳汁分泌、防止乳房下垂。因此,对产褥期的妈咪养息和康复有独特功效。

根据瑜伽运动的原理，配合医学专业理论的进一步指导，无论妈咪的个体差异和分娩方式如何，月子瑜伽都能在简单、易行、渐进中给她们带来身心愉悦和健康的体魄。

第二节　妈咪月子瑜伽

一、产后第一周：平卧养神

1. 第一节：妈咪仰卧躺下，双腿略微打开，双手分别放在臀部两旁，手心向上，以最舒展的姿势躺着，全身彻底放松，面带微笑，缓慢呼吸；内心思绪，全身依次放松——脚趾、脚掌、脚踝、小腿、大腿、下腹、腰部、胸部、肩部、双手、颈部、面部……见下图。

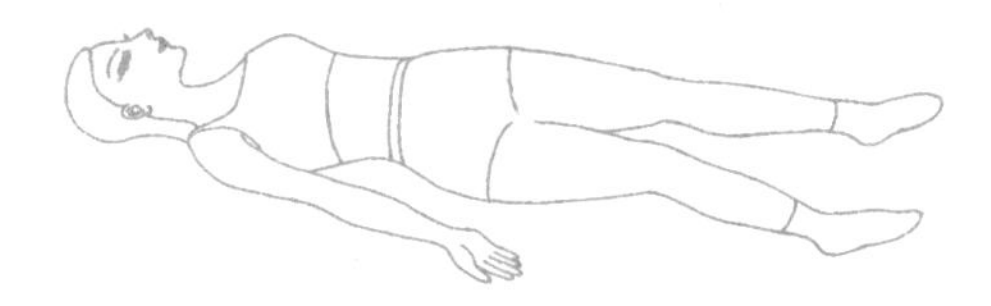

2. 第二节：妈咪仰卧躺下，双脚放松，左右微微打开，双手置于腹部丹田处，做深呼吸：吸气，胸口放松，腹部凸起，气下丹田；呼气，腹部凹进，吸、呼依自身感觉来回数次；还原，全身放松，调息。见下图。

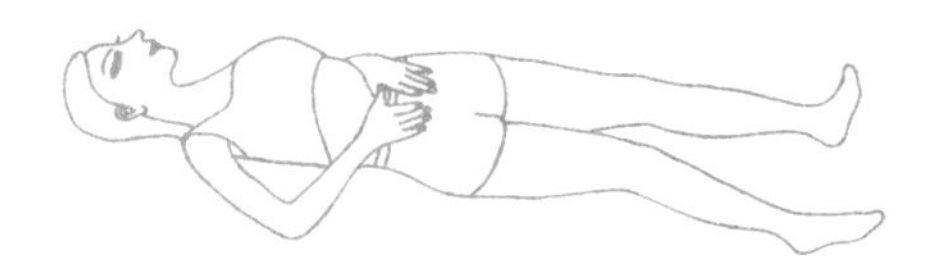

3. 机理：排除妈咪体内废气，促进血液循环，帮助恢复产后体力，调节内分泌，消除紧张与压力，预防产后忧郁症，使产后松弛的产道恢复弹性。

二、产后第二周：平卧养神、擦掌养颜

(一)平卧养神

方法同前。

(二)擦掌养颜

1. 第一节：除拇指外，妈咪其余4对手指在嘴角旁相向对齐，然后轻柔地沿脸颊上下做10次按摩。注意手指移到上方时呼气，下降时吸气。见下图。

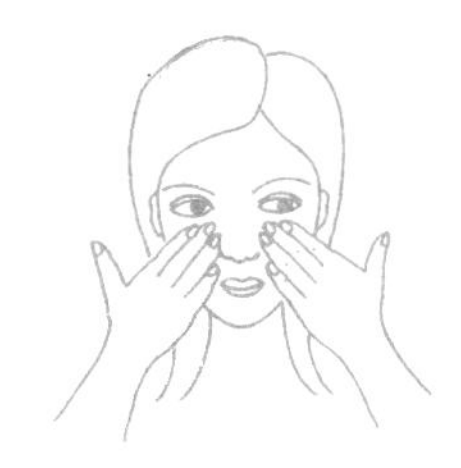

2. 第二节：妈咪用食指、中指、无名指3对手指按压眼尾部位；呼气时强压6秒，吸气时放开，反复10次；还原，全身放松，调息。见下图。

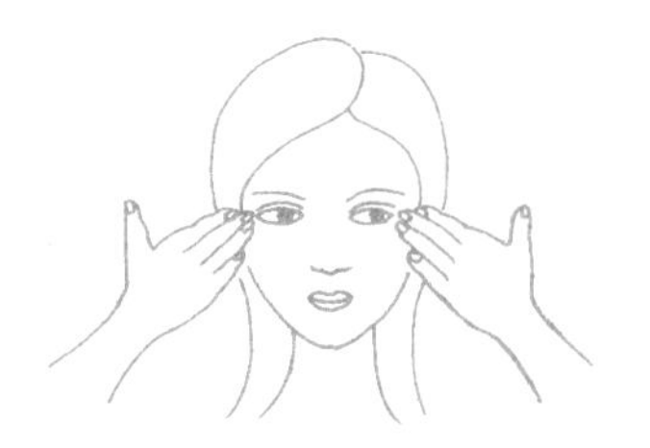

3. 机理：促进妈咪脸部血液循环，除去产后新增的面颊和眼角的小皱纹。强化手臂肌肉力量，加速体能恢复，愉悦精神。

三、产后第三周：平卧养神、擦掌养颜、暖身养胸

(一)平卧养神、擦掌养颜

方法同前。

(二)暖身养胸

1. 莲花式：妈咪取坐位，轻轻将一侧脚放在对侧大腿上，对侧

脚可放可不放;双手放在膝上,食指放在拇指根部,闭上眼睛,缓慢呼气、吸气,脑中不想与现在无关的事情,保持6次呼吸。见下图。

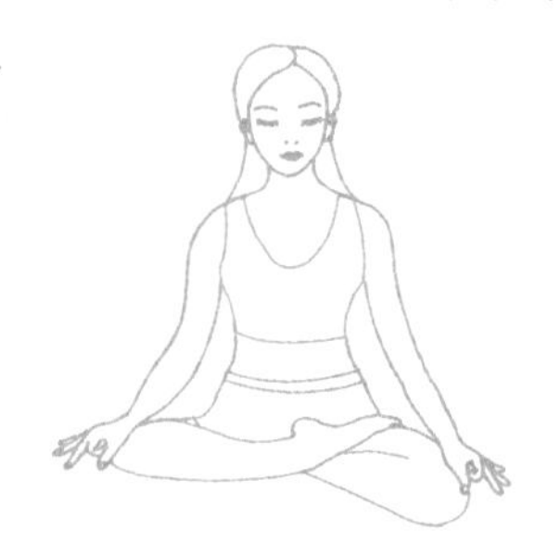

2. 束角式:妈咪取坐位,打开胸腔,脊柱挺直;弯曲双腿,双脚脚掌心相对,脚底尽量抵住大腿跟处,双手十指相扣抓住脚趾,双膝自然分开,尽力向两边下压,保持6次呼吸。见下图。

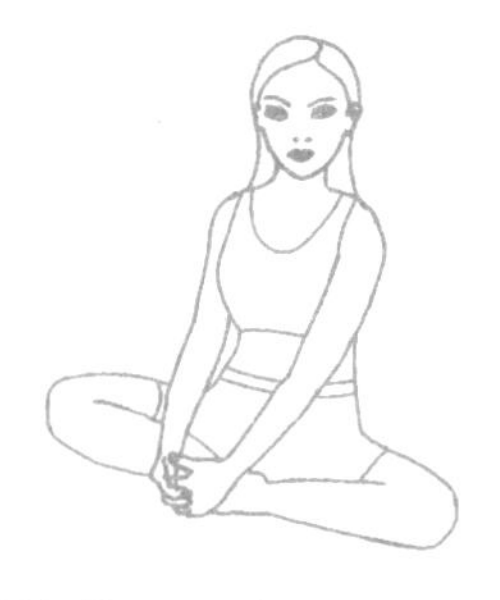

3. 机理:以柔和的姿势灵活拉伸身体关节和肌肉,加快子宫复旧,强化消化功能。

四、产后第四周:平卧养神、擦掌养颜、暖身养胸、伸展养体

(一)平卧养神、擦掌养颜、暖身养胸

方法同前。

(二)伸展养体

1. 牛面式:妈咪取坐位,吸气,双臂侧平举,保持胸腔打开,脊柱挺直,双腿向前交叉;呼气,双手在背后相扣,右臂在上,手肘指向上方,大臂贴住耳朵,保持6次呼吸。交换手臂再做一次。见下图。

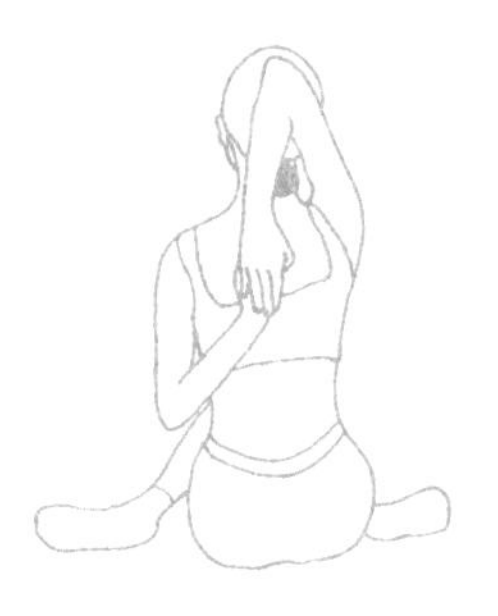

2. 拱桥式：妈咪取仰卧位，双手十指交叉枕在头下，弯曲双膝，双脚分开与肩同宽，双脚全脚掌着地；吸气，将腰部抬高，保持肛门部位紧缩，将意识集中于肛门处，保持 30 秒。呼气还原。见下图。

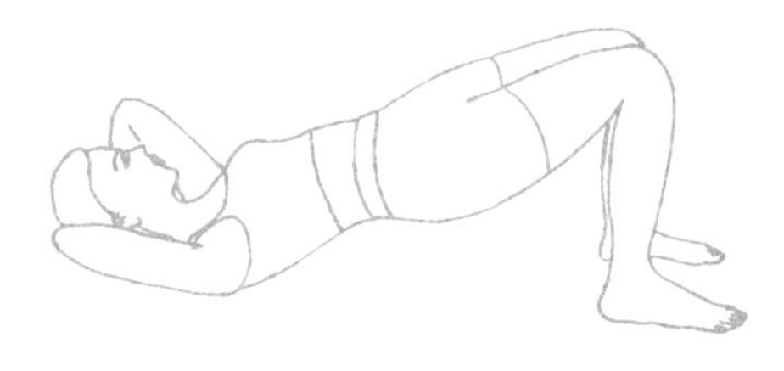

3. 伸展式：妈咪取跪式，双腿分开与肩同宽，脚心朝外；俯身向前，伸直脊柱，四肢撑地，手臂与地面垂直，抬头目视前方；吸气，头向上抬起，臀部慢慢抬高，腰部向下弯曲，胸部向前扩张，肩胛骨向背部挤压，脊柱呈“U”型弯曲；呼气，低头，背部慢慢拱起，收缩肚脐部位，下颚抵在胸骨上，脊柱呈“n”型弯曲；将左腿慢慢抬高并向后伸展，膝盖绷直，腰向下微曲，头尽量抬起，舒展颈项，双眼向前凝视。换右腿，方法同上。见下图。

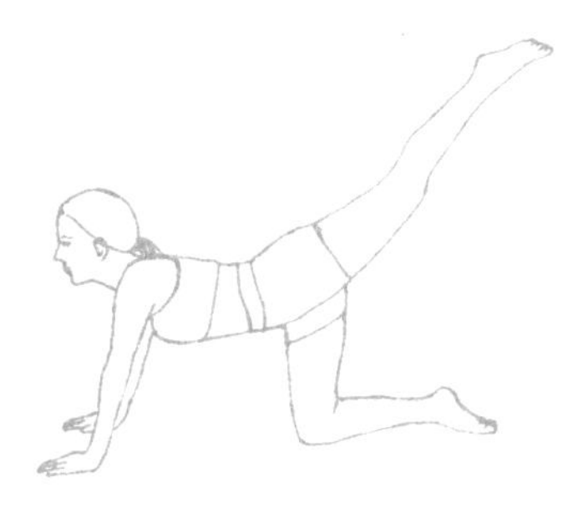

4. 机理:缓慢的呼吸配合伸展的动作,有效消除骨盆和臀部多余脂肪,加强腰部和脊柱的功能锻炼;促进乳汁分泌,防止乳房下垂;强健生殖系统,具有保养卵巢、帮助子宫复位的独特功效。

第三节　妈咪月子瑜伽操作注意事项

1. 瑜伽室温度保持在 26 ~ 28℃,环境安静、整洁、舒适,播放瑜伽轻音乐。

2. 瑜伽练习宜在妈咪进食后 2 小时与再进食前 1 小时之间进行。

3. 瑜伽运动应身体放松,平静心绪。可为妈咪选择适当的精油进行按摩,让精油气味通过深呼吸进入呼吸系统,以帮助妈咪心灵舒展,同时消除产后烦恼,调节身体平衡。

4. 瑜伽专业指导应服装整洁(着瑜伽服),举止端庄,态度和蔼,指教耐心,营造乐观、轻松且专注的环境。

5. 瑜伽运动讲究循序渐进,因人而异,切勿"非做不可"或要求"动作规范",应以感觉心情愉悦、身体舒适为佳,并逐渐把瑜伽变成自愿的、快乐的日常锻炼行为。

6. 瑜伽练习时间应慢慢延长,一般从 15 分钟开始,逐渐增加到 1 小时。练习过程中感觉不能承受可随时停止休息。

7. 练习瑜伽的基本理念是结合心境呼吸、辅助运动身体,吸气、呼气与练习和谐配合,自由收放,但不需要刻意去做,只要随时注意呼吸流畅即可。

第四节　妈咪月子瑜伽操作流程图

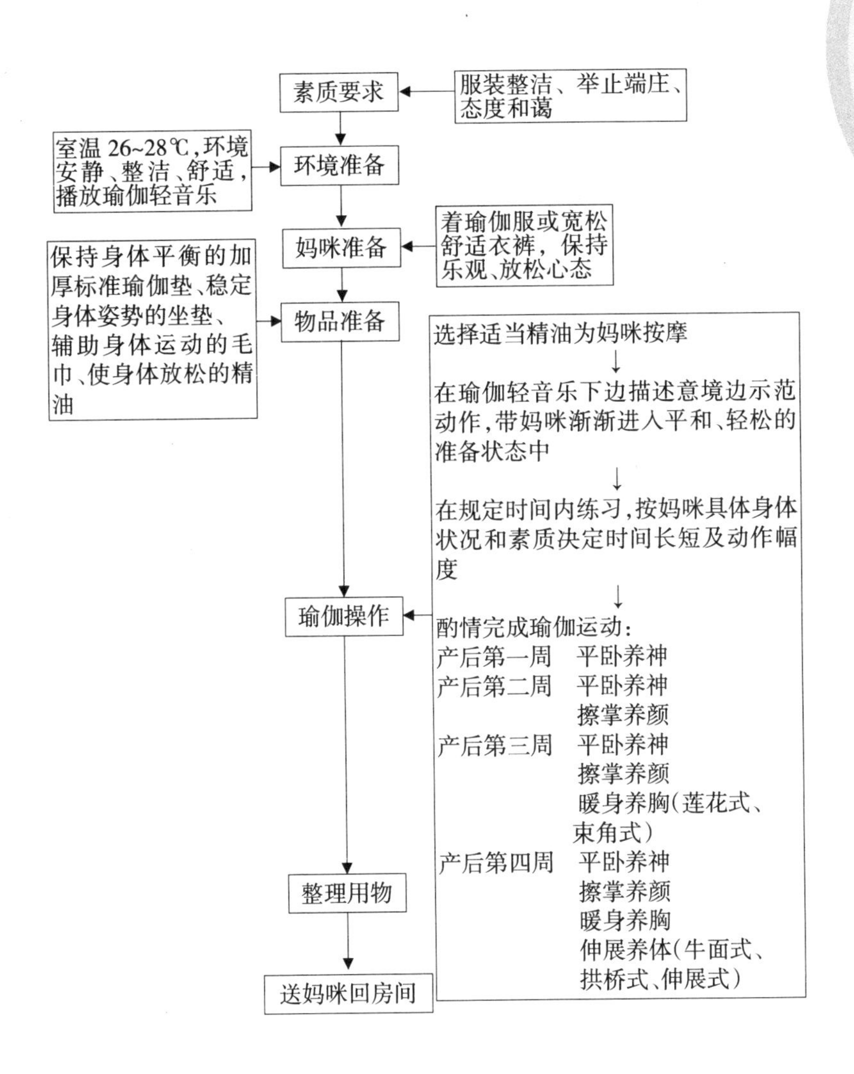

第五节　妈咪月子瑜伽操作考核评分标准

表 10－1　妈咪月子瑜伽操作考核评分标准表

操作者：　　　　　　　　　　　　　　　　　　　　考核者：

项目	总分	要求		应得分	扣分	说明
素质要求	6	服装整洁(着瑜伽服)		2		
		举止端庄		2		
		态度和蔼		2		
操作前准备	4	环境准备		2		
		物品准备		2		
妈咪准备	4	着瑜伽服或宽松舒适衣服		2		
		心态乐观、放松		2		
瑜伽方法	45	平卧养神	第一节	5		
			第二节	5		
		擦掌养颜	第一节	5		
			第二节	5		
		暖身养胸	莲花式	5		
			束角式	5		
		伸展养体	牛面式	5		
			拱桥式	5		
			伸展式	5		
注意事项	24	进食后 2 小时进行		4		
		营造专注环境		4		
		示范动作准确		4		
		选择精油为妈咪按摩以帮助平静心绪		4		
		因人决定动作幅度,不能承受可停止休息		4		
		因人决定练习时间(15～60 分钟)		4		
熟练程度	3	动作准确、柔和、连贯		3		
操作后处理	4	整理用物		2		
		送妈咪回房间		2		
总分	90					
理论	10					
总得分	100					

第十一章　妈咪月子特殊保养

第一节　妈咪月子手部保养操

1. 妈咪双手伸直，让手指反复屈伸，使指关节不断活动，重复10～15 次。见下图。

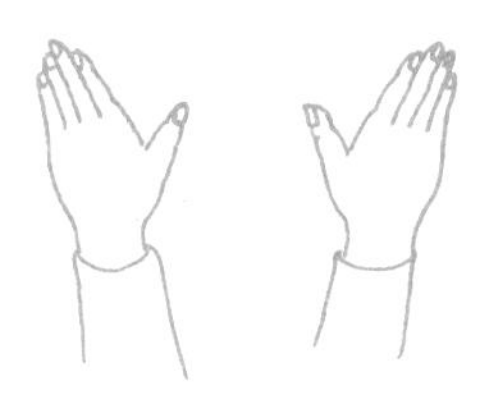

2. 妈咪左手轻柔地按摩并顺时针活动右手腕关节。交换手继续，重复 10～15 次。见下图。

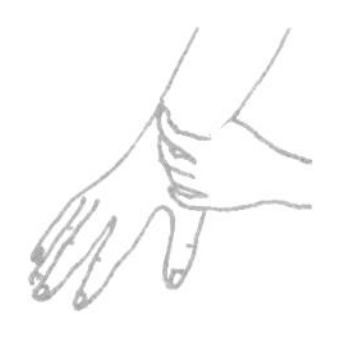

3. 妈咪两手前伸，双手五指相互交叉做摇腕运动，重复 10～15 次。见下图。

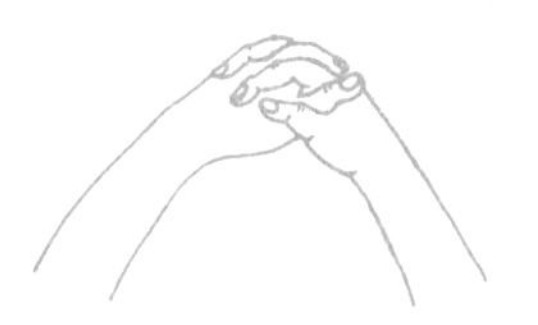

4. 妈咪两手向两侧伸直，分别以腕关节为轴心按顺时针、逆时针方向活动手腕，分别重复 10～15 次。见下图。

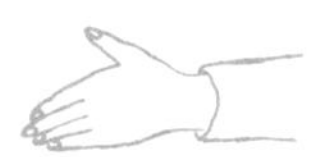
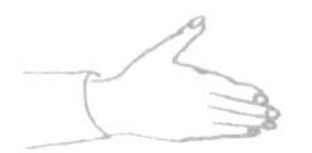

5. 妈咪两臂向两侧伸直，肘关节弯曲，分别以肩关节为轴心按顺时针、逆时针方向活动双肩，分别重复 10～15 次。见下图。

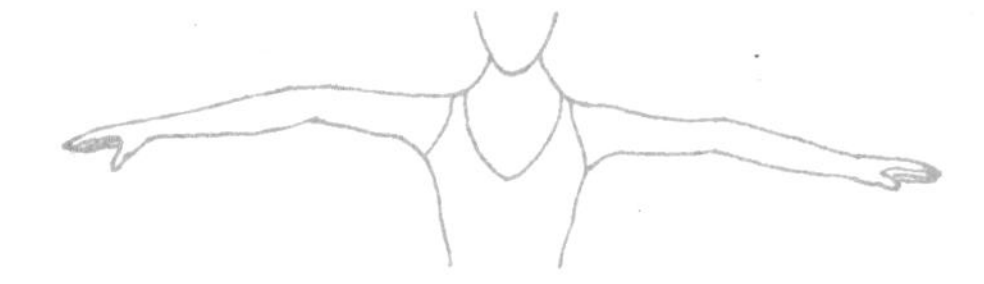

6. 妈咪两手掌相贴，手指不断张开与合拢，重复10～15次。见下图。

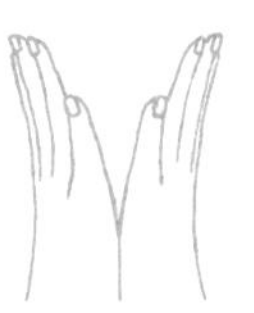

7. 妈咪十指交叉，以大拇指绕另一大拇指在来回方向上转动，重复 10～15 次。见下图。

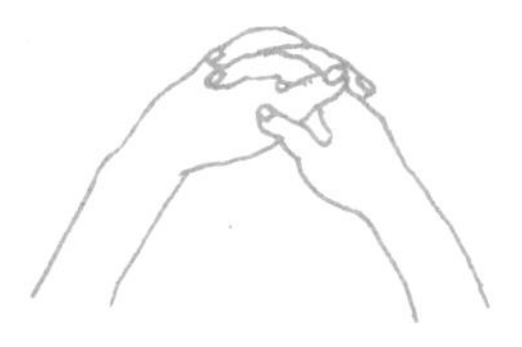

8. 妈咪手指模仿弹钢琴动作，快速换动移位，重复 10～15 次。见下图。

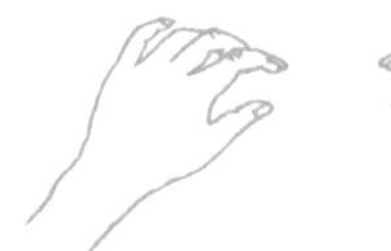
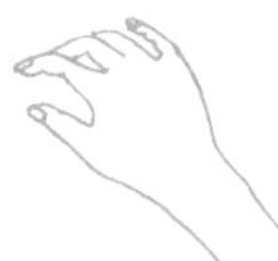

第二节 妈咪月子颈部保养操

1. 妈咪取仰卧位,让脸部呈微笑状,感觉颈部肌肉随着收缩,重复 10~15 次。

2. 妈咪取仰卧位,轻轻将脖颈充分向前弯曲达到胸部,再深深向后弯曲尽量使头和地面平行,分别重复 10~15 次。

3. 妈咪取仰卧位或坐位,先左后右分别将脖颈向两侧转动,使颈部侧面肌肉充分锻炼,重复 10~15 次。见下图。

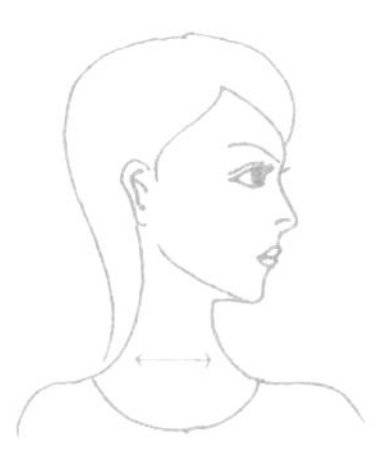

4. 妈咪取坐位,用头部画大圈带动脖颈,先顺时针再逆时针全方位转动脖颈,重复 10~15 次。见下图。

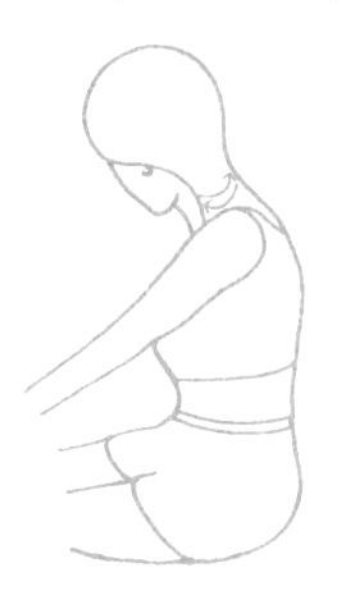

5. 妈咪取坐位,右手扶住头向右侧压下,然后还原;左手扶住头向左侧压下,然后还原;双手扶住头向前胸压下,然后还原,重复 10~15 次。见下图。

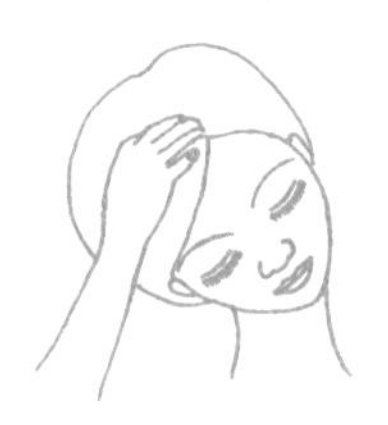

6. 妈咪两手反复轻拍颈部，用热毛巾适度擦拭与热敷，最后涂抹护肤霜。见下图。

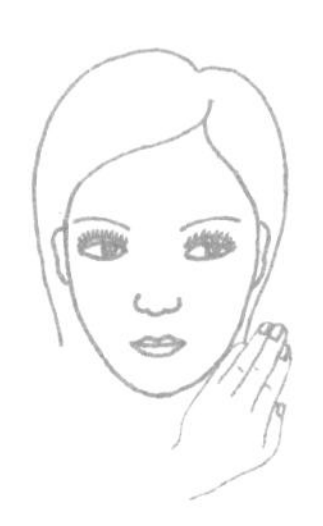

第三节　妈咪月子胸部保养操

1. 妈咪取仰卧位，热毛巾（不烫疼皮肤）敷双侧乳房，时间3～5分钟。产后当天即可开始进行。见下图。

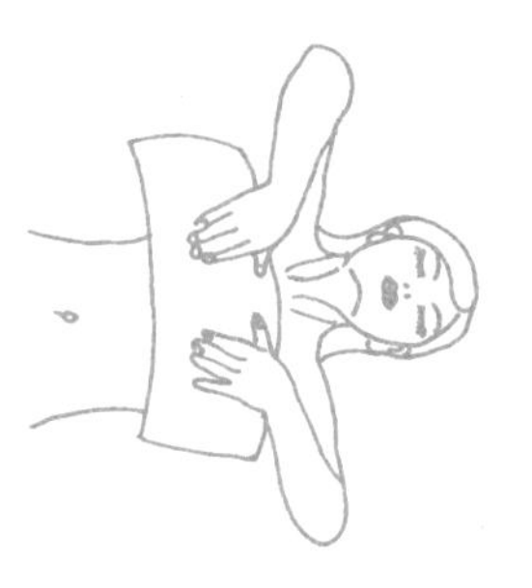

2. 妈咪取仰卧位，两手掌按顺时针和逆时针方向按摩乳房两侧，并从乳房基底部向乳头方向搓揉、推动，重复4～8次。见下图。

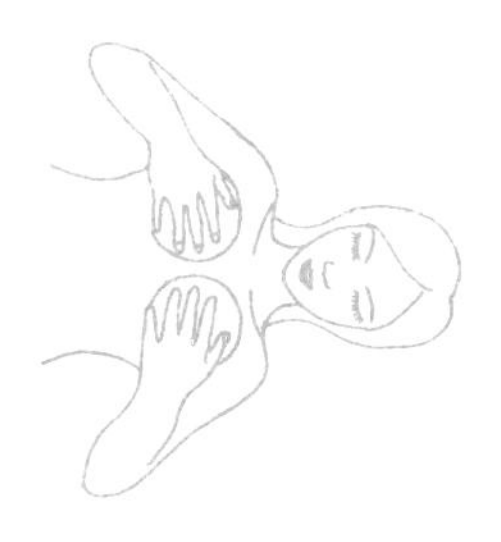

3. 妈咪取仰卧位或坐位，双手握住乳房的基底部，向乳头提拉，或左右上下摇动；再用左右手掌均匀揉按双侧乳房，重复4～8次。见下图。

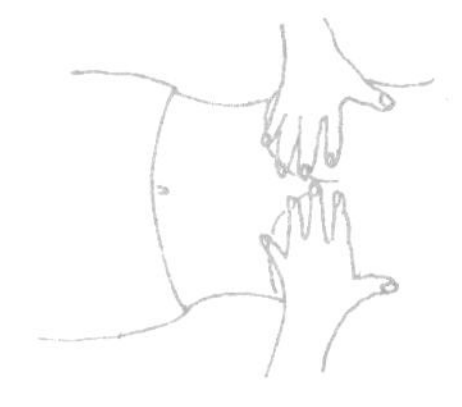

4. 妈咪双手轻轻握住双侧乳房，分别用手指沿乳房四周做顺时针、逆时针方向转圈，然后用手指轻轻捏起乳房，向乳头方向拨动，重复4～8次。见下图。

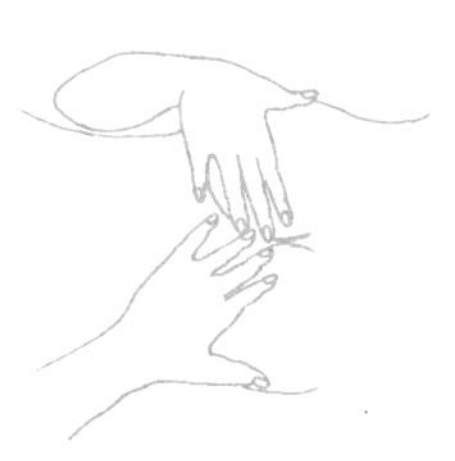

5. 妈咪用大拇指和食指在乳晕四周挤压，再捏住乳头做牵引运动，使乳头与乳颈、乳晕有一定距离，然后用热毛巾擦敷乳房，重复4～8次。见下图。

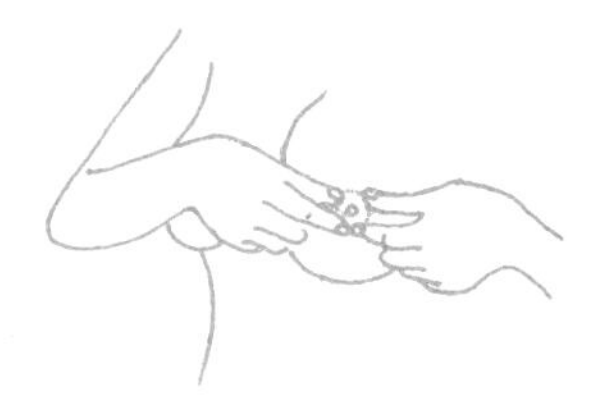

6. 适时使用乳房按摩理疗仪。

第四节　妈咪月子腿部保养操

1. 妈咪取俯卧位,双膝及双肘用力,支起上身,头、颈、背部成一直线;右腿向身后直伸向上抬起,形成45°,膝关节屈曲再直伸,重复8次,然后交替做左腿。见下图。

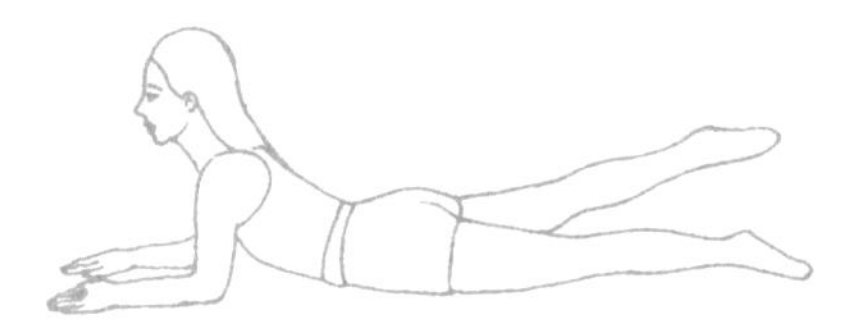

2. 妈咪取坐位,上身稍向后倾斜,双肘支撑,右腿膝关节屈曲再直伸向上抬起(脚背绷直),形成45°,重复8次,然后交替做左腿。见下图。

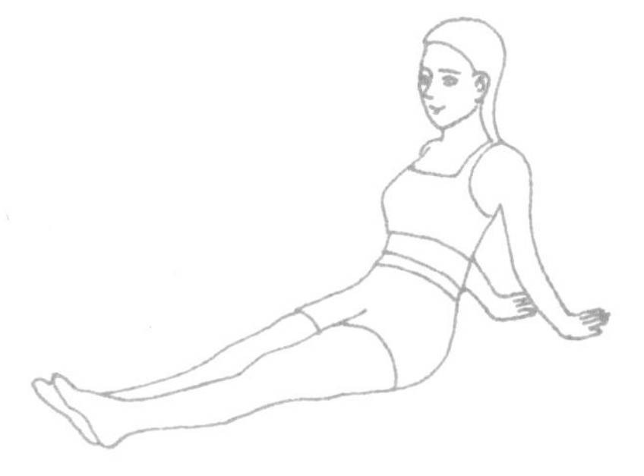

3. 妈咪取侧卧向左位,左上臂前伸,头轻枕在臂上,右手放在胸前方;双腿伸直叠放,双脚保持松弛,将右腿抬高再放下,重复8次,然后交替侧卧向右做左腿。见下图。

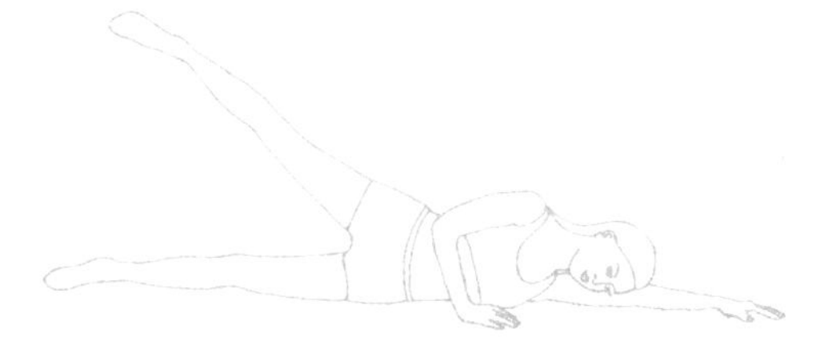

4. 妈咪取站立位，两脚分开同肩宽，直立，右腿向前迈一步，同时双膝弯曲后再伸直，并恢复到开始的姿势，重复 8 次，然后交替做左腿。见下图。

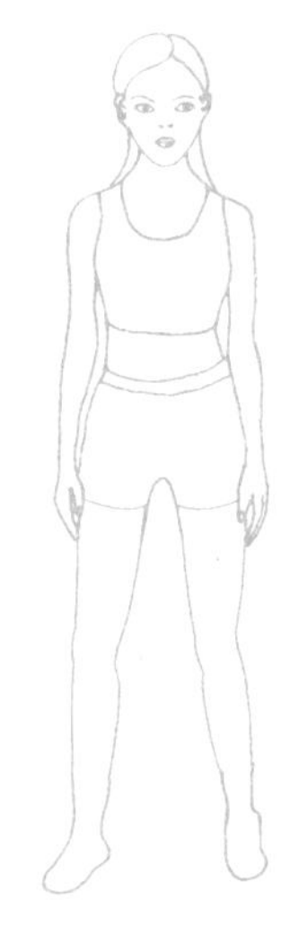

第十二章　妈咪月子常见的异常表现

第一节　产后腹痛加剧

分娩后,增大的子宫逐渐收缩恢复到正常大小,子宫的收缩常常引起下腹部疼痛。疼痛一般出现在产后1～2天,2～3天后逐渐消失。生第二个宝宝的妈咪较第一次疼痛更为明显。哺乳时,妈咪的疼痛感也会更强一些。

若产后腹痛加剧且持续时间较长,应为妈咪做特殊处理:①保持妈咪心情愉快,避免各种精神因素刺激;②注意保暖防风,热敷和按摩下腹部(气海穴、中极穴);③加强食疗,必要时服用止痛片。

第二节　产后恶露过多

产后恶露过多或持续时间过长,常因子宫复旧不全引起。对于血性恶露超过月经量、持续时间超过 7～10 天，且伴有恶臭味，按压子宫有疼痛，出血减少后再增多，均应警惕胎盘、胎膜残留以及子宫内膜炎等情况的发生，这些都需要及时进行处理，必要时可送医院做进一步检查与治疗。

第三节　产后异常发热

产后妈咪常有体温升高的表现，但一般不超过 38℃，产后 24 小时内应降至正常。但有的妈咪会出现产后异常发热，常见产后异常发热及其处理如下：

一、感冒引起的发热

一般有头痛、畏寒、四肢酸痛等症状，可服用板蓝根冲剂、银柴冲剂等。

二、中暑导致的发热

中暑常有口渴、多汗等表现，为夏天易出现的症状，要特别注意室内通风换气，妈咪着衣盖被不宜过厚。

三、乳房胀痛引起的发热

乳房胀痛引起的发热主要表现为乳房过度膨胀，局部有硬块，触痛明显。一般乳汁分泌畅通后可自行消退。帮助妈咪做乳房按摩以疏通乳管，并及时吸出乳汁，或让宝宝勤吸吮以排空乳房，多可恢复正常体温。

四、感染引起的发热

感染引起的发热称“产褥热”。当体温超过 38℃，子宫有压痛，恶露有恶臭味，妈咪可能患上了产褥热。这是一种对妈咪身体有严重危害性的产褥期并发症。应鼓励妈咪以预防为主:加强产后锻炼、保证产后充分休息、加强营养支持、养成良好的卫生习惯以及增强机体抵抗力。一旦发生产褥热,应及时送医院治疗。

第四节　产后排尿困难

产后常因分娩时膀胱受压过久、肌肉组织麻痹或会阴伤口疼痛,导致妈咪无排尿感、排尿不畅或排尿疼痛。因此,应鼓励妈咪产后早下床、多饮水,尽早排尿,避免憋尿。若不习惯在床上卧位排尿,应帮助妈咪下床排尿。必要时可做下腹部热敷或理疗,也可穴位按摩或针刺关元、气海、三阴交等促进膀胱肌肉收缩,以及用温水慢慢冲洗外阴或聆听滴水声诱导排尿,如果仍然无效应及时行导尿处理。

第五节　产后便秘与痔疮

产后几乎所有的妈咪都会出现不同程度的便秘或痔疮。产后妈咪多卧床休息,活动量较小,肠蠕动减慢;妊娠期腹部和盆底组织松弛,静脉回流受阻导致肛门周围组织水肿;会阴伤口疼痛不敢用力等,都是造成产后便秘与痔疮的原因。

防治方法有:①鼓励妈咪产后尽早床上翻身及下床活动,尽早开始产后保健操的练习;②遵守科学的月子营养食谱,多饮水(最好是月子纳米水);③养成定时排便的好习惯,若出现便秘,不要强行排便;④便秘时可使用开塞露、甘油栓等润滑药物;⑤痔疮严重时可采用硫酸镁湿热敷、高锰酸钾坐浴、局部涂痔油膏。

第六节　产后乳房异常

一、乳头皲裂

乳头皲裂是指哺乳期间乳头破裂。其表现为乳头破溃,乳头和乳晕表皮剥落。多由乳汁流通不畅,或含接姿势不当,致使哺乳时间延长造成。

乳头皲裂的防治方法主要有:哺乳前后保持乳头清洁,未哺乳时也应用干净的毛巾或纱布将乳头和乳房罩好,再用合适的乳罩轻轻兜起;两侧乳房轮流交替哺乳,不要让宝宝含着乳头睡觉;轻度乳头皲裂可继续哺乳,哺乳时让宝宝先吃乳头皲裂轻的一侧,以减轻对乳头皲裂较重一侧的吸吮力;每次哺乳后可在乳头破裂处涂以鱼肝油或维生素 E 油剂保护乳头表皮,促使其愈合(注意再次哺乳前应擦洗干净);严重的乳头皲裂可以采用玻璃乳罩或吸奶器间接哺乳。

二、乳头平坦或凹陷

有些妈咪先天性乳头短平甚至凹陷,在产前未能得到纠正,给分娩后的哺乳带来了麻烦。

防治方法有:妈咪哺乳时应采用坐姿;哺乳前以热毛巾湿敷乳房 3 ~5 分钟,然后按摩乳房刺激排乳,再用手捻转乳头引起泌乳反射;帮助宝宝将乳头和乳晕一同含吮;宝宝饥饿时最好先吸吮比较凹陷的一侧乳头;在两次哺乳间隙可佩戴乳头罩,以便于乳头平坦或凹陷的纠正。

三、乳腺炎

妈咪哺乳不当导致乳腺管阻塞引起淤乳，或不注意个人卫生，导致病菌侵入乳腺等均可诱发乳腺炎。其表现为乳房肿胀严重、局部皮肤有硬块、触痛明显。乳腺炎如果不及时治疗，可发展为乳房脓肿，表现为畏寒、发热、患侧腋下淋巴结肿大等，妈咪非常痛苦。

乳腺炎的防治方法有：按时哺乳，避免乳腺过于胀满，喂奶后用吸奶器吸净乳房内残存的积乳；保持乳房清洁，哺乳前洗净双手和乳头；早期乳腺炎可用毛巾或水袋冷敷乳房；炎症明显时要在专业人员指导下进行乳房按摩，以处理乳胀硬结，待症状缓解后立即开始哺乳；乳房肿胀未破溃者，可用仙人掌等中药材捣成泥状外敷；形成脓肿者须到医院切开排脓，并应用抗生素抗菌消炎。

宝宝篇

第十三章　新生儿喂养及护理

第一节　新生儿护理常规

1. 保持室内整洁、舒适、安全、安静，避免大声喧哗。

2. 首次将宝宝送入妈咪房间之前，要对宝宝进行皮肤清洁，更换衣服，套手圈。

3. 做好宝宝健康评估和保健护理，书写新生儿"观察访视记录"和"护理服务记录"。

4. 征得妈咪同意后，开始记录"宝宝成长册"。

5. 根据妈咪和宝宝的具体情况，指导母乳喂养或选择人工喂养（并记录）。

6. 按时按需为宝宝更换尿布（并记录）。

7. 按常规为宝宝做新生儿健身操、沐浴、游泳、抚触、乐教等。

8. 指导妈咪培养宝宝养成良好的睡眠规律。

9. 认真执行操作常规和查对制度，防止意外事故发生。

10. 交接班时除作书面报告外，还要逐一巡视新生儿，进行床前交接。

第二节　新生儿观察访视记录

表 13－1　新生儿观察访视记录表

检查日期							
实足天数							
体温、体重							
面色、精神							
皮肤、淋巴结							
五官（耳、目、口、鼻、舌）							
头颅血肿							
心、肺							
腹部、脐部							
脊柱、四肢							
肛门、生殖器							
食欲	好□ 中□ 差□	好□ 中□ 差□	好□ 中□ 差□	好□ 中□ 差□	好□ 中□ 差□	好□ 中□ 差□	好□ 中□ 差□
睡眠							
大便（性状、次数）							
喂养方式	母乳□ 人工□ 混合□	母乳□ 人工□ 混合□	母乳□ 人工□ 混合□	母乳□ 人工□ 混合□	母乳□ 人工□ 混合□	母乳□ 人工□ 混合□	母乳□ 人工□ 混合□
抚触							
游泳							
沐浴							
操作者							

第三节　新生儿护理服务记录

表 13－2　新生儿护理服务记录表

检查日期	时间	喂奶	喂水	大便(色、量)	小便	备注

第四节　母乳喂养的意义与技巧

一、母乳喂养的优点

1. 母乳营养价值与吸收率最高，蛋白质、脂肪、糖三者比例(1:3:6)最适宜。在蛋白质方面，母乳较动物乳蛋白质的含量和质量都好，且乳蛋白多于酪蛋白，牛磺酸含量高。在脂肪方面，母乳中不饱和脂肪酸多且硬脂肪酸少。在糖方面，母乳以乙型乳糖为主。这些均有利于宝宝的消化与吸收，并能抑制细菌生长，防止腹泻，对宝宝中枢神经发育起着重要作用。

2. 母乳能增加婴儿的免疫力。母乳中有抗感染的蛋白质、免疫球蛋白、乳铁蛋白、溶菌酶等，这些都有助于增加宝宝的免疫力，帮助新生儿抵御疾病，预防各类感染。

3. 钙磷比例恰当，容易吸收和利用，不加重肾脏负担。母乳中维生素 A、E、C 含量高且均衡，钙磷含量比例适当，这也是母乳喂养的宝宝不易缺钙的原因，同时母乳喂养不产生任何有害结晶物，不会增加宝宝的肾脏负担。

4. 增进母子感情交流。母乳喂养过程中，宝宝接触到母亲温暖而柔软的肌肤，听着妈妈的心跳和呼吸，会感到十分愉快，并体会亲切，具有安全感。通过母乳滋润的乳头和每次吸吮流出的乳汁，可使宝宝口腔黏膜和消化道黏膜有一种舒适感。妈咪面部愉悦的表情是高质量的亲子交流，也是婴儿最佳的精神营养。

5. 母乳喂养温度适宜，不会产生外来感染。

二、母乳喂养的技巧

1. 喂乳前给宝宝更换清洁尿布,妈咪清洁双手及乳房。

2. 妈咪选择舒适的姿势,保持心情愉快,全身肌肉放松。可采用卧位或坐位。喂奶时,母子彼此身体相贴,宝宝的头与双肩朝向乳房,嘴与乳头处于相同水平的位置,保持宝宝的头和颈适当伸展,避免乳房压迫鼻部影响呼吸,同时注意不要过度伸展宝宝的颈部,否则容易造成宝宝吞咽困难。

3. 应帮助宝宝将整个乳头及大部分乳晕(含乳窦部分)含入小口,使入口的乳头、乳晕在宝宝吸吮时拉长,以便于吸吮。正确的吸吮可刺激乳头和乳晕周围的感觉神经,能反射性增加泌乳量。

4. 哺乳时间以10~20分钟/次为宜,一般不要超过30分钟。

5. 喂奶后将宝宝抱起靠在肩部,轻轻拍宝宝背部将吞咽在胃里的空气排出,一般以听到宝宝打嗝为宜。

6. 哺乳完毕,宝宝右侧卧位,以防溢奶吸入气管而发生意外。

三、判断母乳充足的依据

1. 妈咪乳房胀满,静脉显露,哺乳时可听到宝宝吞咽乳汁的声音。

2. 吃饱的宝宝会自动吐出乳头,上腹可见微微隆起。

3. 吃饱的宝宝睡眠时间可长达2~3小时,且有规律、少哭闹。

4. 宝宝尿量多,每天排尿在6次以上,尿液清淡、微黄。

5. 宝宝体重不断增加,每天平均增加10~30克。

四、宝宝摄乳不足的表现

1. 宝宝吸吮很用力,但不久就停止并睡眠,醒后再用力吸吮,有时吐出乳头后即开始哭闹。

2. 哺乳时间超过30分钟或更长,宝宝不愿离开乳房,离开后哭闹。

3. 睡眠时间短，一般不到2小时，宝宝烦躁、容易哭闹。

4. 宝宝体重长时间增长缓慢，在排除其他疾病外，表示处于饥饿状。

五、母乳喂养的禁忌症

1. 母亲患有重症心脏病、肾病、糖尿病及活动性结核病等。

2. 孕期身体过弱或患有慢性疾病需要长期服药者。

3. 产后乳房肿胀并发乳腺炎或严重乳头皲裂者可暂停喂奶。

第五节 人工喂养操作常规

一、配奶前准备及奶粉配制

1. 清洁双手，取出已经消毒好的备用奶瓶、奶嘴和瓶帽。

2. 参考奶粉包装上的用量说明，按新生儿体重，将适量的温水加入奶瓶中。

3. 用奶粉专用的计量勺取适量奶粉（可用刀片刮平，不要压实勺内奶粉）放入奶瓶中摇匀。

4. 将配好的奶滴几滴到手腕内侧，感觉不烫或不太凉便可以给宝宝食用。

二、操作方法指导

1. 给新生儿喂奶，以坐姿为宜，并注意肌肉放松，可让新生儿头部靠在妈咪的肘弯处，背部靠在前手臂处，使宝宝呈半坐姿态。

2. 喂奶时，先用奶嘴轻触新生儿嘴唇，刺激新生儿的吸吮反射，然后将奶嘴小心放入口中，注意奶瓶要保持一定的倾斜度，奶瓶里的奶水始终充满奶嘴,以防宝宝吸入空气。

3. 若要中断喂奶,只需轻轻地将小拇指滑到宝宝的嘴角,即可拔出奶嘴,中断吸奶动作。

4. 喂奶后,注意要抱起宝宝,轻拍其后背,避免溢奶。

5. 奶瓶中的剩余奶最好倒掉,不可放入冰箱内再加热喂宝宝。

三、注意事项

1. 避免配方奶温度过热,以防烫伤新生儿。

2. 避免奶嘴滴速过快,以防新生儿来不及咽下而发生呛奶。

3. 避免使用未消毒、不洁的奶瓶、奶嘴,以防造成新生儿口腔、肠胃感染。

4. 喂奶后应将奶瓶、奶嘴和奶帽分开清洁干净,放入水中煮沸 30 分钟(或选用消毒器消毒奶具),取出备用。

5. 两次喂奶中间,可适当给新生儿补充水分(多选择白开水),水量以不超过喂奶量为宜。

6. 若喂奶时间较长,奶水渐凉,中途应加温至所需温度,然后继续喂奶。

四、新生儿吃奶量控制

1. 新生儿第一周吃奶量:60 毫升/次 ~70 毫升/次,720 毫升/天 ~750 毫升/天。

2. 新生儿第二周吃奶量:80 毫升/次 ~90 毫升/次,740 毫升/天 ~770 毫升/天。

3. 新生儿第三周吃奶量:100 毫升/次 ~150 毫升/次,760 毫升/天 ~800 毫升/天。

4. 新生儿第四周吃奶量:150 毫升/次 ~200 毫升/次,800 毫升/天 ~1 000 毫升/天。

新生儿存在个体差异，体重不同，食量也不相同。一般吃奶总量按照每日150毫升/公斤～200毫升/公斤计算，每餐吃奶量可大致平均分配。喂奶时间应遵循按需喂奶原则，一般可每隔2～3小时喂奶一次，但应特别注意掌握总量和观察宝宝吃奶时的表现，若宝宝生长情况良好，可以夜间适当延长喂奶的间隔时间，以逐步养成夜间不喂奶的习惯。

第六节　配奶室卫生常规及奶具消毒常规

一、配奶室卫生常规

1. 配奶室为清洁区，非配奶人员不得进入。配奶人员在工作之余及工作结束后，均不得在配奶室逗留。

2. 工作前须清洁配奶台并清洗双手。

3. 工作结束后，应将配奶台、水池等清洗干净。

4. 每日用紫外线灯光进行2次（中午11:00～11:30，下午4:00～4:30）空气消毒，每次30分钟，要由专人负责并做好记录。

5. 配奶室冰箱每周用消毒灵或消毒液擦洗一次。

二、奶具消毒常规

1. 每日须将奶瓶、奶嘴、盖子、拴盖等奶具用专用洗洁精洗涤，洗涤后再用流动清水彻底清洗干净。

2. 洗干净的奶瓶、奶嘴、盖子、拴盖等奶具要全部放入专用消毒柜进行常规消毒。

3. 消毒后的奶具应放入专用储存柜中并用无菌巾覆盖备用。

第七节　新生儿健身操

一、上肢运动

宝宝平躺于干净的操作台上→放松宝宝身体与肢体→用手握住宝宝两前臂，将两上肢轻轻弯曲→让宝宝双手碰到两耳侧，保持5秒，轻轻放下，反复6次。

二、牵手运动

将宝宝上肢轻握→轻举→伸直→超过头部，保持5秒，轻轻放下，反复6次。

三、扩张运动

将宝宝上肢轻握→慢慢举至90°→向两边轻轻打开，保持5秒，轻轻放下，反复6次。

四、下肢运动

1. 左手轻握宝宝右足部→右手轻扶宝宝右膝关节→保持自然弯曲5秒，轻轻放下，反复6次。

2. 右手轻握宝宝左足部→左手轻扶宝宝左膝关节→保持自然弯曲5秒，轻轻放下，反复6次。

五、放松运动

放松宝宝全身关节→轻轻抚触宝宝四肢→轻轻抱起宝宝亲切交流→轻拍宝宝背部后复位躺下。

第十四章　新生儿特殊护理

第一节　新生儿皮肤的护理

新生儿的皮肤细嫩菲薄，要认真呵护，在每日沐浴的同时须做保健检查，一旦发现皮肤有皮疹、硬肿、水肿、破损等问题应及时处理。沐浴时，室温应保持在26～28℃，水温在38～40℃，以流水冲洗为宜。可选用无刺激性肥皂，分别对新生儿颈部、耳后、腋下、腹股沟、臀部褶皱处进行清洁。若皮肤上胎脂较多，可用植物油或石蜡油轻擦，并检查肛周有无脓肿。新生儿面部易出现新生儿痤疮（俗称奶癣），可在清洁皮肤后薄薄地擦涂苯海拉明冷霜或尿素乳膏。

第二节　新生儿眼睛的护理

新生儿的眼睛十分敏感，分娩时不清洁的接触以及产后用不卫生的手触摸宝宝、宝宝的房间温度过高、包裹宝宝的被褥过厚、宝宝便秘或腹泻等,均可引起新生儿眼结膜炎,表现为眼睛红、肿、分泌物过多。护理操作时应先洗净双手,把消毒棉签在温开水中浸湿,然后沿宝宝眼内侧轻轻向外侧将眼睛分泌物擦净,擦拭时注意更换棉签,不要反复使用一个。擦完后可用氧氟沙星滴眼液1~2滴滴入眼内,也可用金霉素眼膏少许挤入眼内。轻度的新生儿眼结膜炎较易治愈。

第三节　新生儿脐部的护理

脐部护理的重点是保持脐带干燥,避免大小便污染,同时注意脐部有无渗血、渗液、化脓和脐轮有无红肿等。每日可常规使用75%的酒精对脐部进行消毒。若脐部出现异常,可先用3%过氧化氢溶液进行清洁,再用75%酒精擦净。

第四节　新生儿红臀的护理

新生儿红臀也称为尿布湿疹,多由尿布更换不及时,宝宝长时间接触浸湿的尿布引起。另外,部分宝宝对个别尿布过敏也是引起新生儿红臀的主要原因之一。新生儿红臀会导致新生儿局部皮肤充血、发红,甚至糜烂。细心护理,勤换尿布,保持宝宝小屁股干燥清洁是预防新生儿红臀的关键。一旦出现红臀,可在每次更换尿布前用消毒热毛巾擦拭患处,再涂以10%鞣酸软膏。对于严重的,可采用25W白炽灯烘照患处,烘照时注意白炽灯与患处的距离以手感温暖为宜，不可过近以免烫伤宝宝臀部。

第五节　新生儿觅乳的观察和护理

有部分新生儿睡眠时间较长，不爱哭闹，也很少有觅乳的要求，一般认为这是新生儿先天性食欲不振。对于这类宝宝需要更加细心观察和精心护理，否则，会使宝宝缺乏足够的营养而导致其生长发育落后。

宝宝一旦出现睡眠时间长、不爱哭闹、较少觅乳的情况，首先要排除患有其他疾病的可能性，同时仔细查找影响食欲的原因。可采取捏耳朵、弹足底等办法让宝宝定时觉醒，然后把乳头送入口中；如果宝宝不开口或含着乳头不吸吮，可用大拇指按压其下颌或轻触其面颊，常常就会吸吮起来。可反复如此数次直到喂足乳量为止。

第六节　新生儿大便的观察和护理

新生儿的胃肠功能发育不成熟，喂养方式、包裹冷暖以及体质的差异，均可导致新生儿大便次数、颜色、性状存在区别。故不可随意判断新生儿的大便正常与否，应结合宝宝的睡眠、摄奶量、情绪、体重等综合因素分析。

新生儿便秘是指宝宝大便 1 ~ 2 天才有一次，且干燥不易排出，宝宝哭闹不愿吃奶。特别是人工喂养的宝宝容易出现便秘，所以应在两次喂奶之间加喂白开水以防止便秘的发生,也可适量加入白糖、果汁、菊花晶等清凉饮品。吃奶 15 ~ 20 分钟后可为宝宝以顺时针方向轻轻按摩小腹部,以促进排便。

新生儿腹泻是指大便次数增多,呈稀糊状或水状,有时呈黄绿色、有酸臭味。轻度腹泻时可延长喂奶间隔时间,增加水分的补充。若观察腹泻加重,应及时送医院治疗。

第十五章　新生儿沐浴

第一节　新生儿沐浴的意义

1. 清洁皮肤，建立宝宝良好的卫生习惯。
2. 帮助宝宝皮肤排泄和散热，保持宝宝娇嫩的皮肤。
3. 促进血液循环，活动肌肉和肢体，增加宝宝抵抗力。
4. 可充分了解全身皮肤情况，是对宝宝皮肤温度觉的训练。
5. 沐浴中的温柔语言和亲切笑脸能增加母子间的亲情交流。

第二节　新生儿沐浴操作常规

1. 准备浴盆放水，水温 38～40℃，水量离盆底 8～10cm，先倒冷水再倒热水，用试温计试水温。

2. 把宝宝放在大浴巾上，打开包被，脱掉衣服，去除尿布并用大浴巾裹住身体。同时检查全身情况，发现异常及时处理。沐浴前要称体重、量身长并做记录，注意贴护脐贴，若有大便应用湿巾擦拭干净。

3. 流水水温控制在 38 ~ 40℃(可用肘部或腕部试温),水量保持适中。

4. 洗脸:把小毛巾对折再对折后,由内眦向外眦擦眼睛,先左后右,然后依次擦洗鼻、嘴巴、脸(由鼻中向外擦拭)。

5. 洗头:用左手臂夹住宝宝身体,左手掌托住宝宝头部,使宝宝的脸向上;用拇指和食指向内盖住耳孔,防止水流入;右手倒入婴儿洗发精后轻轻按摩宝宝头部(不要把洗发精直接倒在宝宝头上),注意不要按压宝宝头部中央柔软部位(囟门);冲洗干净后,擦干头发并放置于操作台。

6. 洗澡:向已准备的浴盆水中倒入 5 ~ 10ml 婴儿沐浴露,轻轻搅拌起泡;左手臂放在宝宝的颈肩部并握住宝宝的右臂,右手插入宝宝的右腿下并握住宝宝的左腿将宝宝轻轻放入浴盆;宝宝呈半躺半卧姿势,轻轻用水拍打宝宝胸部,使宝宝放松,按顺序洗双手、肩膀、前胸和腿,特别注意清洁颈部、腋下和腹股沟等皮肤褶皱处。洗澡过程中要用温柔的语言和宝宝说话,让宝宝感受到洗澡的喜悦。

7. 洗澡后将宝宝裹入浴巾并轻轻放在抚触台上,仔细擦干宝宝皮肤与褶皱处;揭去护脐贴,用 75% 酒精棉签擦洗脐孔,并用消毒干棉签重复擦拭脐部以保持干燥、清洁;涂抹爽身粉时应将婴儿爽身粉撒在手上,再用手掌涂抹到宝宝的身上;最后换上尿布,注意不要遮盖脐孔以防尿液浸湿脐带造成脐感染。

8. 特别护理:男婴应注意清洁阴茎和睾丸处的褶皱皮肤,清洁时要顺着皮肤向下,避免重力拉扯,也不可将包皮外翻;女婴应注意清洁阴唇,大小阴唇之间易存留胎脂和黏稠分泌物,可用消毒棉签蘸抚触润肤油由上而下轻轻擦拭,应分次逐渐擦拭干净,不可勉强用力以免损伤宝宝。

第三节　新生儿沐浴操作注意事项

1. 室温保持在26~28℃,水温保持在38~40℃。

2. 宝宝沐浴一般在两次喂奶期间或喂奶1小时后进行。

3. 备齐试温计、婴儿沐浴露、婴儿洗发精、婴儿爽身粉、婴儿润肤油、婴儿润肤露(膏)、护臀霜、卫生消毒棉签、75%酒精(一小瓶)、浴盆(一婴一池水一薄膜袋)、浴巾(一条)、小毛巾(两条,洗脸巾和洗澡巾分开)、护脐贴以及干净的尿布、衣服等物品,并放置合理,以备使用。

4. 操作者要取下手表、戒指等饰品,不留长指甲,并用肥皂洗净双手。

5. 沐浴流程:调节水温→核对宝宝姓名、性别及床号等信息→沐浴室→操作台→打开包被、脱掉衣服并去除尿布→清洗→擦干→再次核对→穿好衣服→送交妈咪。

6. 沐浴时间不宜超过10分钟。

第四节　新生儿沐浴操作流程图

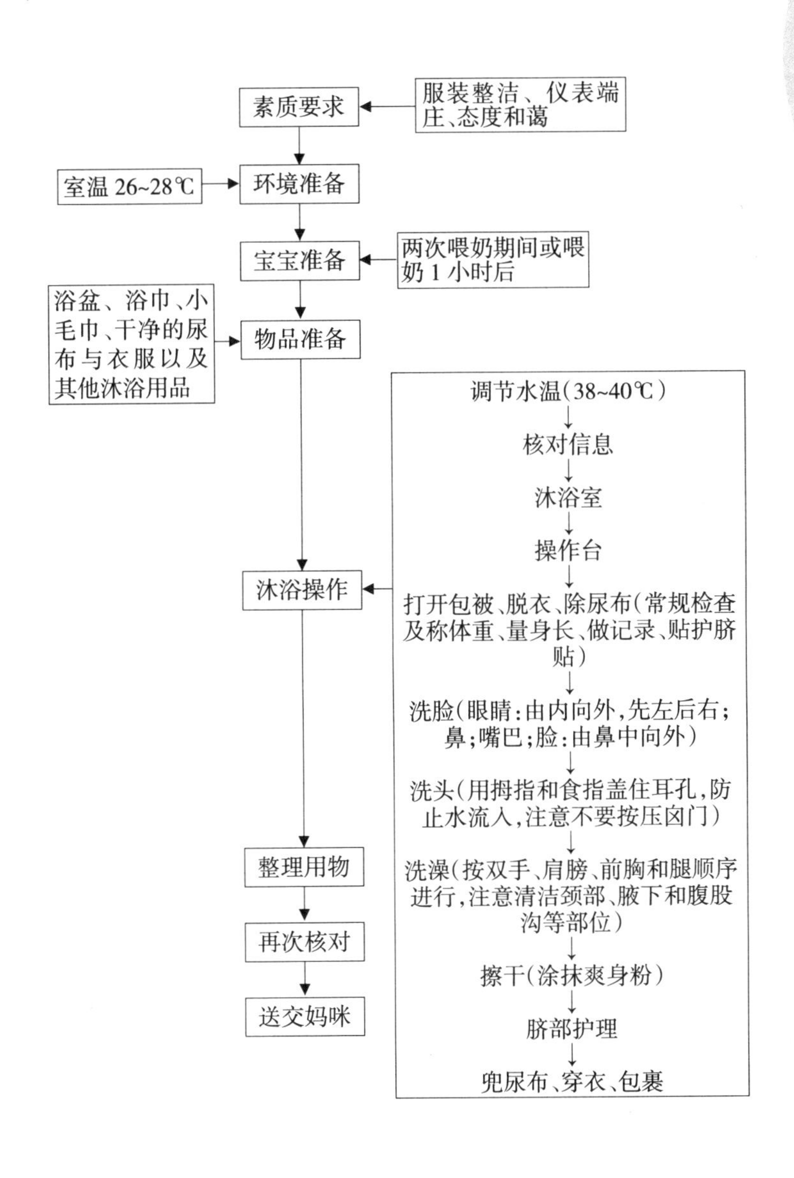

第五节　新生儿沐浴操作考核评分标准

表 15－1　新生儿沐浴操作考核评分标准表

操作者：　　　　　　　　　　　　　　　　考核者：

项目	总分	要　　求	应得分	扣分	说明
素质要求	6	服装整洁	2		
		举止端庄	2		
		态度和蔼	2		
操作前准备	6	环境准备	2		
		物品准备	2		
		调节水温（38～40℃）	2		
接到宝宝	8	核对信息（姓名、性别、床号等）	2		
		打开包被、脱衣、除尿布	2		
		称体重、量身长、做记录	2		
		贴护脐贴	2		
沐浴方法	30	洗脸（眼睛、鼻、嘴巴、脸）	10		
		洗头（注意耳孔及囟门）	10		
		洗澡（擦洗顺序和部位正确）	10		
观察	2	表情、肤色、四肢活动情况	2		
注意事项	24	在两次喂奶期间或喂奶 1 小时后进行	4		
		一婴一池水一薄膜袋	4		
		操作者双手洁净，无长指甲	4		
		体温 37℃以上及有异常情况者不宜	4		
		沐浴时间到位（不超过 10 分钟）	4		
		沐浴后擦干（爽身粉），注意脐部护理	4		
熟练程度	8	动作轻巧、稳重、准确	4		
		注意节力原则	4		
操作后处理	6	整理用物	2		
		再次核对	2		
		送交妈咪	2		
总分	90				
理论	10				
总得分	100				

第十六章　新生儿游泳

第一节　新生儿游泳的意义

新生儿游泳是宝宝出生当天即可进行的一项特定的、阶段性的人类水中早期的健康、保健活动。因此，新生儿游泳在宝宝出生当天就可以开始，且越早开始对宝宝生长发育越有益。

健康的宝宝会把游泳当做是在母亲子宫内羊水中生活的继续，因此不会感到害怕与惊恐。新生儿时期是人一生当中生长发育最快、最旺盛的阶段，从这时开始每天进行一次游泳活动，对他们的身心发育会大有好处。

新生儿游泳能增进宝宝的血液循环，增强心肌收缩力，加快新陈代谢，促使心跳协调而有力，并使大脑反应能力加强，促进智力发育，提高情商水平。新生儿游泳还可以增加宝宝的肺活量，有利于肺功能更加完善；可以让宝宝的消化功能和排泄功能得以改善，促使营养早吸收，体重早恢复，生长质量增加。新生儿游泳能使宝宝四肢活动协调性增强，活动节奏形成习惯，从而养成良好的生活规律。

第二节　新生儿游泳适应征

1. 足月正常分娩的剖宫产儿、顺产儿。

2. 32～36周分娩的早产儿，低体重儿（体重2 000～2 500g，住院期间无须任何治疗者）。

3. 疾病康复后期的新生儿。

第三节　新生儿游泳禁忌症

1. 并发先天性心脏病、关节不稳等疾病者。

2. 患有全身皮肤疾病者。

3. 罹患感冒、发热、腹泻、呕吐及其他并发症正在接受治疗者。

4. 难产儿（Apgar小于8分）、早产儿（小于32周）及低体重儿（小于2 000g）。

第四节　新生儿游泳操作常规

1. 操作者要服装整洁，仪表端庄，态度和蔼，不留长指甲，无手部皮肤感染。

2. 室温26～28℃，水温夏季37～38℃、冬季39～40℃。

3. 宝宝游泳宜在两次喂奶期间或喂奶1小时后进行。

4. 备齐一次性薄膜袋、游泳池、水温机、泳圈（各种型号以备选用）、水温表、棉签、防水护脐贴、护脐消毒液、泳圈消毒剂、浴巾（一条）以及干净的尿布、衣服等物品，并放置合理，以备使用。

5. 检查泳圈的型号、保险扣以及有无漏水、漏气、破损等情况。

6. 游泳池内放入一次性薄膜袋，调节水温并放水，注意用水温表试水温。游泳池水深应超过60cm，以宝宝足不能触及池底为标准。

7. 接到宝宝后，要先核对宝宝姓名、性别、手圈及小名牌等信息，然后打开包被、脱掉衣服、去除尿布并常规检查宝宝皮肤有无异常、脐部是否干燥、头部有无血肿与破溃、四肢（指）有无畸形等。

8. 称体重、量身长并做记录，在宝宝脐部贴防水护脐贴，同时做泳前按摩。

9. 将合适的泳圈套在宝宝脖子上，仔细检查宝宝的双耳和下颚是否露于泳圈上以及泳圈纽带是否扣紧。

10. 将宝宝放于游泳池内，让其自行游泳10～15分钟，注意自行游泳过程中要多给宝宝进行情感语言交流。同时密切观察宝宝表情及全身肤色变化等。严格执行一（操作者）对一（新生儿）全面监护措施。

11. 新生儿游泳完毕后立即用浴巾将其全身擦干，注意头面部（尤其眼、耳、鼻）和脐部的护理。

12. 穿好衣服并包裹妥当，注意再次核对宝宝信息，无误后送交妈咪。

第五节 新生儿游泳操作流程图

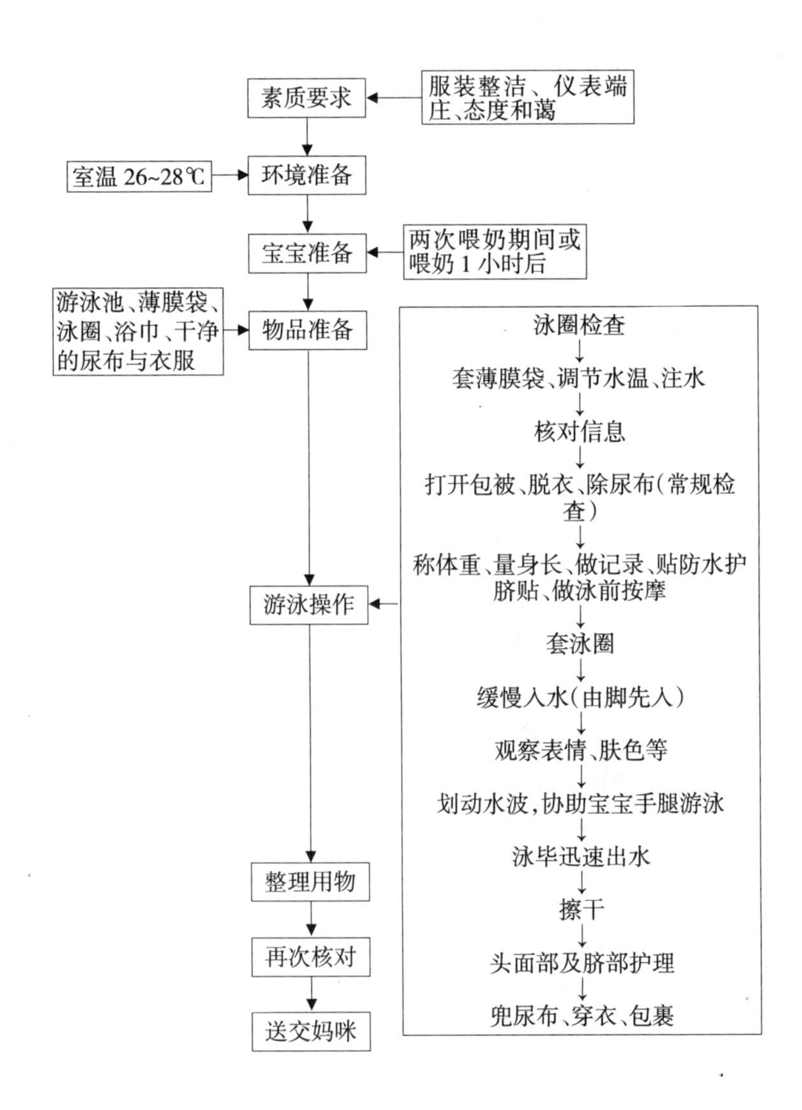

第六节　新生儿游泳操作考核评分标准

表16－1　新生儿游泳操作考核评分标准表

操作者：　　　　　　　　　　　　　　　　考核者：

项目	总分	要　　　求	应得分	扣分	说明
素质要求	6	服装整洁	2		
		举止端庄	2		
		态度和蔼	2		
操作前准备	8	环境准备	2		
		物品准备	2		
		泳圈检查	2		
		套薄膜袋、注水、调节水温(37～40℃)	2		
接到宝宝	8	核对信息	2		
		打开包被、脱衣、除尿布	2		
		称体重、量身长、做记录	2		
		贴防水护脐贴、做泳前按摩	2		
游泳方法	30	套泳圈(注意宝宝双耳、下颚和泳圈纽带)	6		
		缓慢入水(由脚先入)	6		
		一对一监护	6		
		协助宝宝手腿游泳	6		
		游泳过程中和宝宝亲切交流	6		
观察	2	表情、肤色、四肢活动情况	2		
注意事项	24	水深超过60cm(足不触底)	4		
		在两次喂奶期间或喂奶1小时后进行	4		
		一婴一游泳池一薄膜袋	4		
		操作者在宝宝一臂之内	4		
		游泳时间充分(10～15分钟)	4		
		游泳后擦干(爽身粉)，注意头面部、脐部护理	4		
熟练程度	6	动作轻巧、稳重、准确	3		
		注意节力原则	3		

续表

项目	总分	要　求	应得分	扣分	说明
操作后处理	6	整理用物	2		
		再次核对	2		
		送交妈咪	2		
总分	90				
理论	10				
总得分	100				

第七节　新生儿游泳室保洁措施

1. 工作人员入室需更衣换鞋,家长需更衣穿鞋套。

2. 保持室内空气清新,宝宝游泳期间要开启空气清新器。

3. 新生儿游泳要做到每次一婴一游泳池一薄膜袋,一块浴巾一块毛巾,洗涤用品必须为宝宝专用产品。

4. 每日用消毒液擦抹缸面 2 次,湿拖地面 2 次,随时保持室内整洁与干燥。

5. 每日下班前更换操作台布,清洗踏脚垫。

6. 每周擦玻璃门窗、清洗入室拖鞋各一次。

7. 游泳池每日用消毒剂喷洒消毒 30 分钟后用水冲净备用。

8. 每日常规紫外线消毒 30 分钟。

第十七章　新生儿抚触

第一节　新生儿抚触的意义

一、安稳睡眠

新生儿期日平均睡眠约 10 ~ 22 小时，新生儿在睡眠中得以正常生长发育。通过对宝宝的抚触，可使宝宝产生一种满足感和安全感，由此宝宝少哭闹，多安静，且更易入睡，睡得安稳，觉醒节律良好。

二、增加食欲

新生儿吸吮母乳，从中获得丰富的营养物质并促进生长发育。抚触能够刺激胃肠功能，促进消化吸收，同时还有诱发排便、促进排泄等效果，这样既可增进新生儿食量，又不会引起腹胀及消化不良，有利于宝宝更好地生长发育。

三、保护皮肤，增强抵抗力

对宝宝柔和、爱抚般的抚触过程，是对新生儿皮肤的一种良好刺激。轻轻在宝宝皮肤上滑动，会在新生儿皮肤上形成一层滋润保护膜，在防止皮肤长痱子方面十分有效。实践证明，经过抚触的新生儿的耐寒力和抵抗力均较未接受抚触的新生儿强。在冬天，抚触还可降低新生儿感冒、腹泻等疾病的发生。

四、增进感情

为宝宝抚触的过程，饱含着对宝宝的深情。抚触中与宝宝的目光交流，再加上亲切的语言，可使宝宝从中感受到一种浓浓的爱意。

第二节　新生儿抚触操作常规

一、头面部

1. 方法：操作者轻柔地将宝宝的脸部夹在双手之间，沿着宝宝脸颊两侧做舒展抚摩。用双手拇指从前额中心处往外推压，再转向下从下巴往外推压划出一个"微笑状"，再转向上从前发际到后发际至耳突部推压。用指尖呈小圆形按揉宝宝的头皮时，宝宝头部的重量就由双手掌底部来支撑。轻轻地按摩宝宝头部柔软的部位，用拇指按摩耳朵，拇指和食指捏耳朵，自上至耳垂。用小手指和其他四指的指尖向下按摩至宝宝的颈部和肩部。见下图。

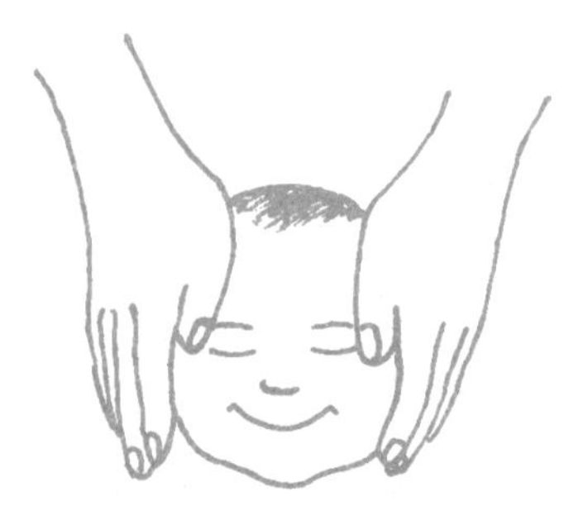

2. 机理：舒缓新生儿脸部因吸吮、啼哭及长牙而造成的紧绷。

二、胸部

1. 方法：操作者双手放在宝宝两侧肋缘，两只手交替捏挤宝宝的肩部，然后下滑至宝宝的手臂和手指。在一只手按摩的同时，另一只手将宝宝的手指拉开伸直。见下图。

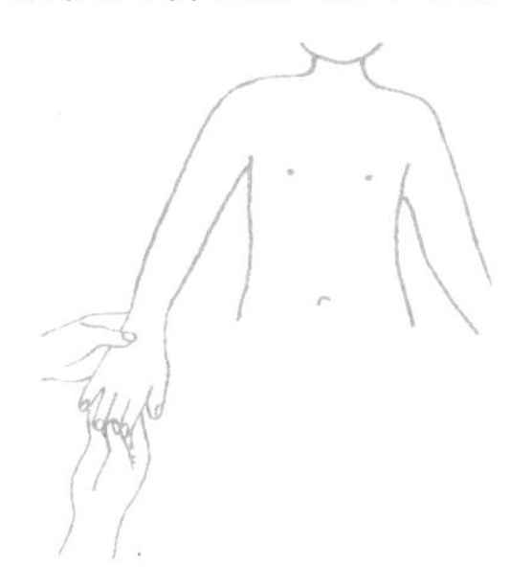

2. 机理：保持和促进新生儿呼吸顺畅。

三、手部

1. 方法：操作者一只手捏住宝宝的胳膊，另一只手从其上臂到手腕部轻轻挤捏，然后用手指按摩其手腕。同样方法按摩另一只手臂。然后用双手夹住宝宝手臂上下搓滚，并轻拈小手腕和小手，用拇指从手心按摩至手指。同一手法按摩宝宝的另一只手臂和手指。见下图。

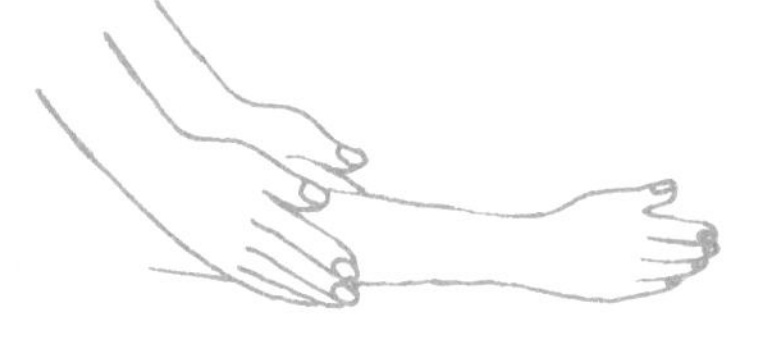

2. 机理：增加新生儿反应灵活性和运动协调能力。

四、腹部

1. 方法：操作者从宝宝右下腹开始，按顺时针方向按摩腹部，大部分动作在左下腹结束。其目的是把排泄物推向结肠。注意在脐痂未脱落前不要按摩该区域。然后用指尖从宝宝腹部右侧向左侧按摩，有时会感到有气泡在指下移动。见下图。

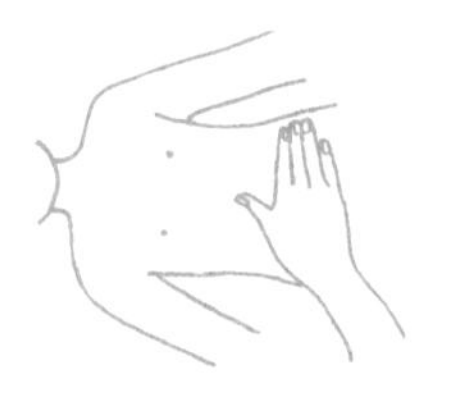

2. 机理:加强胃肠蠕动,增强新生儿排泄功能,缓解便秘。

五、腿脚部

1. 方法:操作者双手夹住宝宝的腿部,从大腿至踝部轻轻挤捏,然后按摩其脚踝及足部,轻拈其脚踝和脚掌,轻柔地用拇指从脚跟按摩至脚趾。一只手握住宝宝的脚跟,另一只手拇指按摩脚掌,其他四根手指全部放在脚面上,同时用拇指的指肚抚摩宝宝的脚底。从每一根脚趾的中间平行抚摩到脚跟,再从脚跟按摩到脚趾中间,直到做至脚的侧面。按顺序从宝宝的小脚趾开始,轻轻地旋转和牵拉每一根脚趾。左右侧分别按摩。见下图。

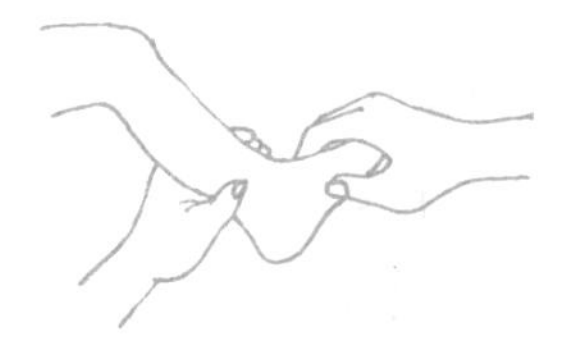

2. 机理:增强新生儿反应灵活性和运动协调能力。

六、背部

1. 方法:操作者双手放于宝宝背部,从颈部向下按摩,然后用指尖轻轻按摩其脊柱两侧肌肉,再从颈部向底部做迂回运动。最后手指并拢,手掌和指尖动作一致,在宝宝背部画"?",结束按摩。见下图。

2. 机理:舒缓新生儿背部肌肉。

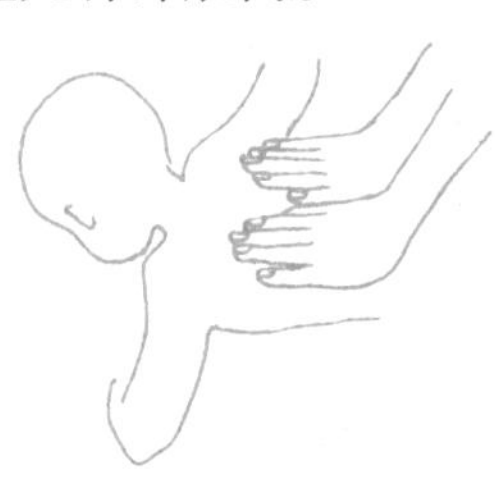

第三节 新生儿抚触操作注意事项

1. 操作者要服装整洁，仪表端庄，态度和蔼，不留长指甲，无手部皮肤感染。

2. 室内温度保持在 26～28℃，湿度50%～60%。环境安静、清洁，背景音乐优雅，光线保持柔和。

3. 抚触宜选择在宝宝吃奶后 30 分钟左右进行，若放在宝宝游泳和沐浴之后更佳。

4. 备齐毛巾、替换衣物、尿片和宝宝润肤油、润肤乳液等物品，并放置合理，以备使用。

6. 接到宝宝后，要先核对宝宝信息，然后打开包被、脱掉衣服、去除尿布并称体重、量身长、做记录。抚触时间在 10～15 分钟为宜。

7. 抚触中要始终面对宝宝微笑，以手势流露出内心的温暖。

8. 宝宝烦躁时可先停止抚触，待其安静后再继续进行。

9. 抚触动作温柔、力度适中，注意保护宝宝眼睛、脐带等部位。

10. 抚触结束后，兜上尿布，穿好衣服并包裹妥当，注意再次核对宝宝信息，无误后送交妈咪。

11. 清洁室内环境，整理操作台及物品，以备后用。

12. 紫外线常规消毒 30 分钟。

第四节　新生儿抚触操作流程图

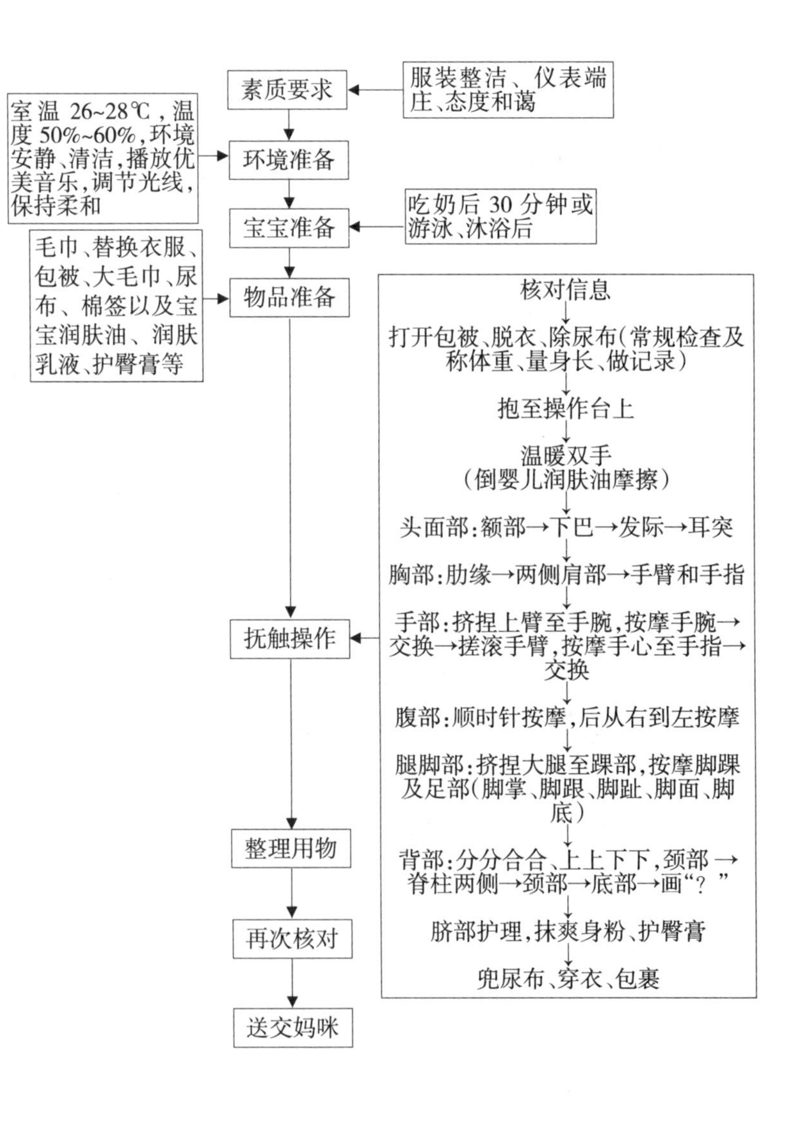

第五节　新生儿抚触操作考核评分标准

表 17－1　新生儿抚触操作考核评分标准表

操作者：　　　　　　　　　　　　　　　　　　　　考核者：

项目	总分	要　　求	应得分	扣分	说明
素质要求	6	服装整洁	2		
		举止端庄	2		
		态度和蔼	2		
操作前准备	4	环境准备	2		
		物品准备	2		
接到宝宝	6	核对信息	2		
		打开包被、脱衣、除尿布	2		
		称体重、量身长、做记录	2		
抚触方法	34	温暖双手(婴儿润肤油)	2		
		头面部	5		
		胸部	5		
		手部	5		
		腹部	5		
		腿脚部	5		
		背部	5		
		脐部护理，抹爽身粉、护臀膏	2		
观察	2	表情、肤色、四肢活动情况	2		
注意事项	24	宝宝喂奶后 30 分钟或游泳、沐浴后	4		
		抚触时间充分(10～15 分钟)	4		
		抚触力度到位(由轻到重，渐渐加压)	4		
		不强迫宝宝保持固定姿势	4		
		勿将婴儿润肤油溅入宝宝眼中	4		
		脐带未脱落，勿抚触该部位	4		
熟练程度	8	动作轻巧、稳重、准确	4		
		注意节力原则	4		
操作后处理	6	整理用物	2		
		再次核对	2		
		送交妈咪	2		
总分	90				
理论	10				
总得分	100				

第十八章　新生儿乐教

第一节　新生儿乐教的意义

新生儿出生后视觉还不够敏感，对周围环境反应较淡漠，其动作也多属无意识的，不过，在听觉、味觉、嗅觉等方面（在胎儿期）已基本成熟。新生儿出生后的第一个月是听觉发育敏感的关键时期，对铃声和悦耳的音乐尤其敏感。开展新生儿乐教，每天给予适当的经典音乐和悦耳音乐欣赏是其听觉交流的必要条件之一，其对新生儿早期智力开发十分有利，可使宝宝减少烦躁、哭闹，显得安静、舒展。实践证明，经音乐智能开发的新生儿，其生理发育均比同龄儿突出和提早。国外许多专家已把新生儿乐教列入新生儿早期智能开发的必备项目。

第二节　新生儿乐教操作注意事项

1. 室温保持在26～28℃，环境安静、优美，灯光柔和、舒适。

2. 每位宝宝配备耳机一副。

3. 选择音乐要优美、悦耳，音量控制在 30 ~ 40 分贝。

4. 聆听音乐时间控制在 10 ~ 15 分钟。

5. 保持室内安静，避免噪音或大声讲话。

第三节 新生儿乐教操作流程图

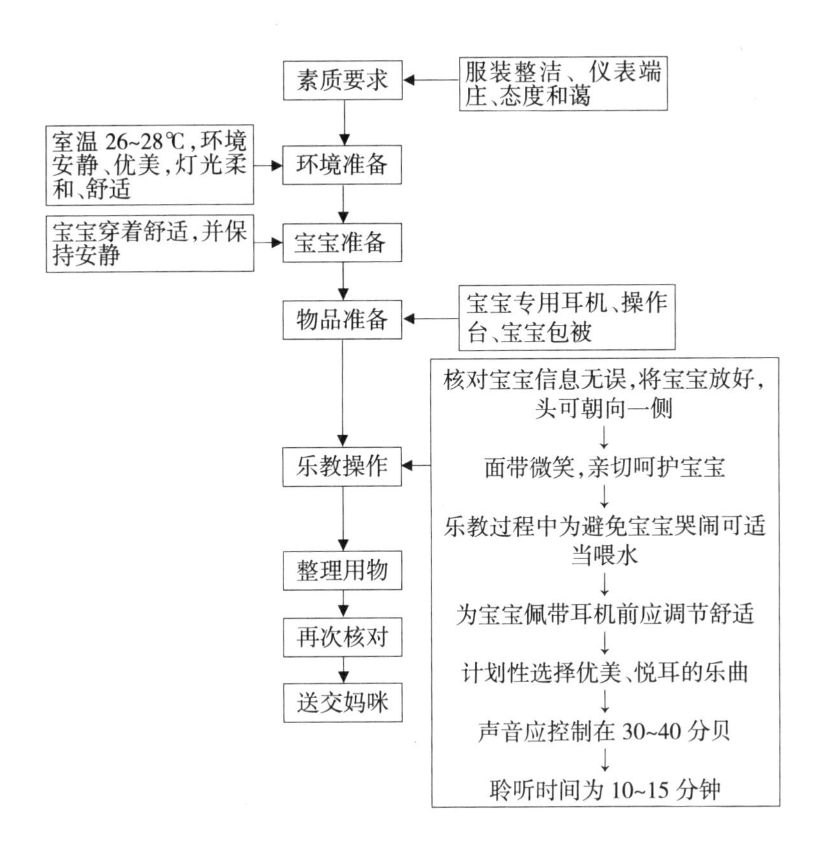

第四节 新生儿乐教操作考核评分标准

表 18－1 新生儿乐教操作考核评分标准表

操作者： 考核者：

项目	总分	要求	应得分	扣分	说明
素质要求	6	服装整洁	2		
		举止端庄	2		
		态度和蔼	2		
操作前准备	4	环境准备	2		
		物品准备	2		
接到宝宝	8	核对信息	2		
		宝宝穿着舒适	2		
		放好宝宝，头可朝向一侧	2		
		保持宝宝安静	2		
乐教方法	40	耳机正常运转	10		
		乐曲选择有计划性	10		
		耳机音量调节到位（30～40分贝，需自测）	10		
		聆听时间到位（10～15分钟）	10		
观察	2	宝宝表情安静、情绪正常	2		
注意事项	20	面带微笑，亲切呵护宝宝	4		
		宝宝佩戴耳机前先调节舒适	4		
		确保耳机运转无异常	4		
		选择的乐曲优美、悦耳	4		
		宝宝若哭闹，及时安抚（喂水）	4		
熟练程度	4	操作熟练、准确	4		
操作后处理	6	整理用物	2		
		再次核对	2		
		送交妈咪	2		
总分	90				
理论	10				
总得分	100				

第十九章　新生儿常见的异常表现

第一节　不同原因哭声的鉴别

新生儿出生时的哭声是安全的标志。妈咪最想听到的就是宝宝的第一声哭啼。新生儿出生后的哭声形式各异，分别表示不同的含义，妈咪应该学会鉴别。

1. 饥饿：宝宝饥饿时的哭声平缓，指尖触及小嘴会有吸吮的表示，哺乳后哭声即止。

2. 尿布湿了或有排便：及时清洗小屁股并更换尿布后哭声即止。

3. 变更生活规律：比如宝宝养成了洗澡的习惯，偶尔不洗会哭啼。

4. 疲倦：哭啼还是许多宝宝感到疲倦时的信号，宝宝在睡眠中突然惊醒或抽动，会出现烦躁不安的哭啼。

5. 猛然刺激：如果出现猛然的光线、噪音、动作等刺激，宝宝在受惊吓后常表现为双臂与双腿前伸大声啼哭。

6. 疼痛与不适：面部红疹、耳道有异物、四肢受压等均可使宝宝哭啼,应解开衣包检查,注意宝宝皮肤褶皱处是否有擦伤、脐部是否有红肿、臀部是否有尿布疹等异常。如果触及某一部位时宝宝哭声加剧,应及时处理。

7. 脑性尖叫:宝宝哭声尖亢同时伴有发热、烦躁、抽搐、前囟膨隆等,应警惕中枢神经系统疾病引起的脑性尖叫,须尽快到医院检查治疗。

第二节　产瘤与头颅血肿

产瘤(也称先锋头),即胎儿头皮水肿,是胎头在产道内长时间受压,导致局部血管循环受阻及淋巴液淤积引起的头皮下组织水肿。产瘤属于新生儿正常的生理现象。

新生儿头颅血肿是胎儿娩出时产伤导致骨膜下血管破裂,血液淤积在骨膜下形成的,为新生儿产伤性疾病,多由胎位不正、胎头吸引术、产钳助产术引起。

妈咪学会鉴别新生儿产瘤与头颅血肿对宝宝的护理极为重要。

产瘤常见于胎头先露部分,肿块边界不清且不受骨缝限制,头皮红肿、柔软、压之凹陷、无波动感,出生 2 ~ 3 天自行消失,无须处理。

头颅血肿在出生后数小时至数天逐渐增大。由于颅缝处骨膜与骨粘连紧密,因此头颅血肿常为一侧性,不超过骨缝,边界清楚,轻压不凹陷,触之有波动感,表面皮肤颜色正常,需要 6 ~ 8 周才消失。头颅血肿过大,会使黄疸加重,也会导致胆红素脑病。发现宝宝头颅血肿后,妈咪不要惊慌,切忌按摩,避免受压,入睡时让宝宝朝向无血肿的一侧,在早期可用冷敷止血,到了晚期则用热敷促进血肿吸收。

第三节　病理性黄疸

新生儿黄疸属正常的生理现象。一般在出生后 2 ~3 天出现,1 ~2 周自行消退。但是,如果新生儿出生后 24 小时内出现黄疸,或 1 周后黄疸不消退且继续加重,持续时间超过两周(早产儿超过四周),黄疸消退后继而复现,即是病理性黄疸的表现,须认真对待,应及时送医院检查和治疗。

第四节　溢奶、呕吐与打嗝

新生儿的胃呈水平位,胃容量很小,胃的神经功能发育不成熟,括约肌也很薄弱,所以在喂奶后很容易出现返流。另外,新生儿胸部、膈肌发育尚不完善,若喂奶的同时吸入冷空气,或受到轻微刺激(进奶太快,哭闹时进奶等),均可发生溢奶、呕吐与打嗝。

一、溢奶

1. 症状:溢奶属于宝宝的生理特点,不会影响宝宝的生长发育。溢奶表现为在喂奶后从口边流出一些奶液,每天可多次发生,常在喂奶后片刻因改变体位而出现。随着月龄增长,溢奶会逐渐减少,大约 6 个月后可自行消失,少数宝宝可能持续到 1 岁左右。

2. 护理方法:端正喂奶姿势,避免空气吸入;喂奶一次不要太饱,按需适量多次哺乳;喂奶后要竖抱宝宝并轻轻拍背,以排出空气;喂奶后把宝宝放回摇车时脸应侧向一边,以免溢奶时发生窒息。

二、呕吐

1. 症状:呕吐是指宝宝大口吐出胃内容物,奶水多是喷射性地从嘴里涌出。新生儿呕吐常见于人工喂养不当,也可由颅内出血、感染、消化道先天畸形等引起。

2. 护理方法:人工喂养方法要正确,避免一次喂奶过浓、过量;宝宝哭闹时不要强行喂奶,同时注意喂奶的速度也不能过快;呕吐时立刻将宝宝的脸侧向一边,以免呕吐物吸入气管造成炎症或窒息;宝宝反复呕吐时要及时送医院检查。

三、打嗝

1. 症状:打嗝是指宝宝发出"嗝、嗝"的声响。随着月龄增长,打嗝会逐渐减少。

2. 护理方法:喂奶时避免宝宝同时吸入冷空气;宝宝吸吮母乳或喝点热水可使打嗝停止;宝宝打嗝时可用玩具转移注意力以减少打嗝频率;对于反复打嗝不能停止且身体状况差的宝宝,应送医院检查。

第五节 脐炎与脐疝

一、新生儿脐炎

1. 症状:新生儿脐带结扎后残端组织一般在出生后 3 ~ 7 天干燥脱落。若护理不当导致脐部细菌感染易发生新生儿脐炎。轻症仅见脐带根部或脐带脱落后创面发红,有少量黏液或脓性分泌物,身体无其他不适表现。重症脐部脓性分泌物较多,或形成脓肿,宝宝伴有发热。

2. 护理方法:轻症脐带局部每天1~2次用3%过氧化氢和75%酒精清洗并保持干燥即可。重症需要送医院检查与治疗。

二、新生儿脐疝

1. 症状:新生儿由于脐环薄弱或关闭不全,腹腔内脏器由脐环处向外突出,称脐疝。低体重儿易发生脐疝,通常脐疝在宝宝哭闹时外凸明显,安静时指压可回纳,不易发生嵌顿。

2. 护理方法:尽量不要让宝宝哭闹、咳嗽和便秘,以免增加腹压加重脐疝,可采用纱布包裹一元硬币压放在肚脐处,再用纱布环绕宝宝腰围固定硬币,每日更换纱布,消毒肚脐。随着宝宝年龄的增长和腹直肌的发育,脐疝大多在宝宝1~2岁时自然闭合。

饮食篇

第二十章　月子营养餐

第一节　月子营养餐十日菜谱

表 20－1　月子营养餐十日菜谱

时间 日期	6:30 点心	8:30 早餐	12:00 中餐	3:00 药膳	6:00 晚餐	9:00 夜宵
1	麻油土鸡汤	红糖小米粥 点心	枸杞生姜骨汤 黑鱼香菇煲 新鲜时蔬 水果白饭	营养药膳调理汤	金针鳝鱼汤 虾仁豆腐 新鲜时蔬 水果白饭	四神 猪肝粥煲
2	瓜子仁 酒酿豆腐汤	薏米花生粥 小笼包子	番茄鲫鱼汤 芋头排骨酥 新鲜时蔬 水果白饭		木瓜猪蹄汤 鲜菇熘鱼片 新鲜时蔬 水果白饭	什锦面
3	白果蒸蛋羹	益母草粥 面衣饼	归芪枣乌鸡汤 陈皮牛肉 新鲜时蔬 水果白饭		归姜羊肉汤 清蒸枸杞虾 新鲜时蔬 水果白饭	麻油 蛋炒饭
4	牛奶蔬菜汤	大枣黑米粥 面包	山药黑木耳 排骨汤 清蒸鳕鱼 新鲜时蔬 水果白饭		通草枸杞鲫鱼汤 杜仲炒腰花 新鲜时蔬 水果白饭	虾仁 馄饨

续表

时间 日期	6:30 点心	8:30 早餐	12:00 中餐	3:00 药膳	6:00 晚餐	9:00 夜宵
5	三鲜豆腐汤	皮蛋瘦肉粥 杂面点	四神肚片汤 番茄酿肉 新鲜时蔬 水果白饭	营养药膳调理汤	莲藕排骨汤 红枣桂圆鸡 新鲜时蔬 水果白饭	猪腰 面线
6	赤豆 核桃红枣汤	鸡丝粥 蛋糕	清炖鹌鹑汤 腐竹肉丁 新鲜时蔬 水果白饭		蘑菇鲜虾汤 荪莲猪心 新鲜时蔬 水果白饭	海带 焖泡饭
7	黑豆 杜仲鸡汤	香菇菜肉粥 千层饼	山药羊肉奶汤 韭菜炒鱿鱼 新鲜时蔬 水果白饭		花生猪蹄汤 西芹鱼片 新鲜时蔬 水果白饭	胡萝卜 鸡拌面
8	甜酒酿汤圆	红薯白米粥 肉包子	干贝猪肉汤 香蒜炒牛柳 新鲜时蔬 水果白饭		老母鸡汤 腰果炒虾仁 新鲜时蔬 水果白饭	参须 鱼肉羹
9	黄芪猪肝汤	血糯米粥 春卷	田七炖鸡汤 清蒸鲈鱼 新鲜时蔬 水果白饭		胡萝卜骨汤 首乌鸡心 新鲜时蔬 水果白饭	三鲜 水饺
10	香蕉 银耳莲子羹	人参粥 三明治	十全墨鱼汤 海带焖鸡块 新鲜时蔬 水果白饭		芝麻猪蹄汤 鸭胗炒肉片 新鲜时蔬 水果白饭	羊肉 荷包蛋挂面

第二节　月子营养餐的功效

一、点心

1. 麻油土鸡汤：麻油鸡汤是妈咪产后补充体力和恢复体能的最佳滋补调养品之一。土鸡属高蛋白、低脂肪食品，含有维生素

A、B 及多种微量元素。麻油具有养血、润燥、开胃、健脾等温补作用,尤其对于促进子宫收缩、迅速排出恶露、增加母乳分泌量具有独特功效。

2. 瓜子仁酒酿豆腐汤:瓜子仁与豆腐都是含钙量较高的食品,能增加乳汁中的不饱和脂肪酸含量;酒酿具有通乳、催乳的作用,妈咪食用利于提高乳汁量及乳汁质量。

3. 白果蒸蛋羹:白果(银杏)具有滋阴养颜、补中益气的作用;蛋黄含有丰富的卵磷脂及钙质,能补气养血又极易消化,对妈咪产后补充营养、恢复体力较为适合。

4. 牛奶蔬菜汤:牛奶中各种营养素丰富,且很容易被人体吸收,是产后最佳食补之一;绿色蔬菜富含维生素及纤维素,有助于产后润肠通便。不过,长时间的烧煮会破坏牛奶和蔬菜中的营养成分,应快火烹制蔬菜后倒入牛奶即可出锅。

5. 三鲜豆腐汤:这道汤的主料为豆腐、香菇、冬笋,不仅富含天然优质蛋白,而且鲜美可口,能增进妈咪的食欲,同时具有通乳作用。

6. 赤豆核桃红枣汤:赤豆富含蛋白质、矿物质及维生素 B_1、B_6、E 等营养素,具有利尿、通乳的作用;核桃富含不饱和脂肪酸,可增加乳汁中亚油酸、亚麻酸的含量,为产后哺乳的极佳食品。

7. 黑豆杜仲鸡汤:黑豆能润肠通便,预防产后便秘。黑豆和杜仲均含不饱和脂肪酸、树脂和生物碱,具有产后软化血管、强筋健骨、增强免疫力的作用。

8. 甜酒酿汤圆:酒酿由蒸熟的糯米酿制而成,具有相当米酒的作用,可温补身体,改善产后手脚冰冷;桂花的清新香味可缓和压力,有助于减轻妈咪的产后抑郁症。

9. 黄芪猪肝汤:黄芪补气固表,利水消肿;猪肝富含铁、磷等营养素。妈咪食用后可益气养血、通经下乳,尤其对产后体虚及失血引起的贫血更为有益。

10. 香蕉银耳莲子羹：香蕉润肠通便，银耳滋阴养肺，莲子清热解毒、养心安神，加入冰糖煲之，是产后养身补气的极佳食品，对缓解妈咪产后焦躁情绪、改善失眠现象极具疗效。

二、早餐

1. 红糖小米粥：小米配红糖营养丰富，可以补充产后体力透支，增加物质营养，使妈咪身体恢复速度加快。

2. 薏米花生粥：薏米具有健脾益气、清热解毒的功能，可加快新陈代谢，有助于妈咪子宫复旧和恶露排出。花生含有 8 种人体无法合成的氨基酸，可以增进妈咪乳汁的分泌和乳汁的质量。

3. 益母草粥：益母草具有活血去瘀、利尿解毒的功效，能促进淤血排除、子宫早日复原。产后一周内食用效果较好。

4. 大枣黑米粥：大枣、黑米富含碳水化合物、蛋白质、维生素以及矿物质等营养物质，妈咪食用有利于补血强身，早日康复。

5. 皮蛋瘦肉粥：瘦肉、皮蛋营养全面、易于吸收，对产后尤为适用，具有保健身体及增乳的功效。

6. 鸡丝粥：鸡肉营养丰富，易于消化吸收，顺产产后、剖宫产排气后均可食用。

7. 香菇菜肉粥：香菇、青菜、瘦肉均富含维生素 B、C 及钾、铁等微量元素，可降低血液中的胆固醇浓度及预防高血压病、肾病等，更能增强抵抗力。

8. 红薯白米粥：红薯与白米均含有丰富的维生素及钾、锌等微量元素，能增加产后机体免疫力，有助于排出孕期妈咪体内积累的水分。

9. 血糯米粥：血糯米含有蛋白质、糖类等丰富的营养物质，属于温补食品，可补益脾胃、改善气虚和体力不佳等现象；加入红枣、葡萄干煲之，更有补血气、暖肾胃的功效，对改善贫血和血小板减少效果极佳。

10. 人参粥：人参能健脾、益气、止血，具有大补元气的作用，适合产后体质虚弱、畏寒、四肢冰冷者。对产后阴虚火旺的妈咪适用西洋参。

三、中餐

1. 枸杞生姜骨汤：枸杞与生姜均属温补食品，暖身效果强，具有抗疲劳、降血压、滋补调养和养颜美容的功效，适合产后食补。

2. 黑鱼香菇煲：黑鱼、香菇蛋白质丰富且不易上火，具有补中益气、健脾养血的作用，益于产后滋补。

3. 番茄鲫鱼汤：番茄富含维生素、钙、磷、钾、铁等营养成分，具有清热解毒、凉血平肝、生精止渴、健脾消食的作用；鲫鱼含游离氨基酸、蛋白质、维生素及多种矿物质成分，对妈咪有补气益中、利湿通乳的功效。

4. 芋头排骨酥：芋头含有丰富的膳食纤维，有助于促进肠胃蠕动，并能预防和改善产后便秘；猪排骨是钙质的来源，可以提供充足的热量，是产后理想的滋补食品。

5. 归芪枣乌鸡汤：当归、黄芪、红枣具有补气养血的功效，辅以乌鸡烹炖更能帮助妈咪调理体质，恢复体力。适用于产后体虚、奶少、奶漏、腰酸背痛、恶露不尽。

6. 陈皮牛肉：陈皮具有开胃通气的作用，和牛肉一同炖煮，配以酒酿，具有催乳、通乳的作用，可增加妈咪食欲，催乳补血最为合适。

7. 山药黑木耳排骨汤：山药含有人体必需的黏液蛋白和多种营养素；黑木耳含铁量高，能软化血管、促进代谢，食用后可改善妈咪新陈代谢，具有强身健体的保健作用。

8. 清蒸鳕鱼：鳕鱼含有丰富的蛋白质，可以增加乳汁中的不饱和脂肪酸含量，有利于宝宝的脑部发育。

9. 四神肚片汤：山药、莲子、芡实、大枣等药材，可以提高肠胃消化吸收功能,增强身体免疫力;猪肚含有丰富的维生素 A、B_{12}和铁质,可以改善产后贫血,恢复并补充妈咪体力。

10. 番茄酿肉:番茄、猪肉、绿叶蔬菜富含蛋白质、脂肪、碳水化合物及维生素等营养成分,具有滋阴养血、健脾益气、强心安神、温中润便的作用,还可提高乳汁的质量。

11. 清炖鹌鹑汤:鹌鹑含有丰富的蛋白质、钙和磷,是大补元气、防治脾虚的营养食品;辅以大蒜(属热性食物),可以扩张血管,促进血液循环,帮助妈咪尽快将恶露排出体外。

12. 腐竹肉丁:猪肉与豆制品能为人体提供丰富的蛋白质、脂肪和矿物质,对产后体质虚弱的妈咪可提高食欲、促进消化、增强体质,同时有利于增加乳汁分泌。

13. 山药羊肉奶汤:山药养胃、补肾,产后食用羊肉,可温补体虚,加奶煮汤,除能补充丰富钙质外,更有养胃补虚的好处。

14. 韭菜炒鱿鱼:韭菜属温补食品,鱿鱼是高蛋白、低脂肪、低热量的食物,适于增进血液循环、改善手脚冰冷和神经痛。

15. 干贝猪肉汤:干贝补脾益胃、养阴生津,猪肉滋阴补肾、滋养肝血,适合产后催乳,并具有改善产后贫血的功效。

16. 香蒜炒牛柳:牛肉含丰富的蛋白质和铁质,其氨基酸组成符合人体需求,有助于妈咪造血机能的增强;辅以番茄可促进骨胶原的形成,有利于妈咪伤口恢复。

17. 田七炖鸡汤:此汤富含优质蛋白质、维生素和脂肪,具有益气养血、化淤止痛、养血明目的功效。对产后淤血内停、经脉阻滞及气血运行不畅而致的产后腹痛效果较佳。

18. 清蒸鲈鱼:鲈鱼中富含蛋白质、脂肪、维生素及钙、铁、磷、铜等矿物质,是产后较为理想的滋补食品;枸杞具有安神、稳定情绪的作用,对妈咪改善神经衰弱和失眠有良好的功效。

19. 十全墨鱼汤:党参、黄芪、熟地、当归、茯苓、白术、白芍、川芎、肉桂、甘草以补中益气、养血调经为基础，适于产后气血两亏、体弱身虚、面色萎黄、腰膝酸软、精力不济，且具有防病健身的功效。

20. 海带焖鸡块：海带与鸡肉既补虚又催乳，海带中碘等微量元素含量高，辅以鸡肉，具有产后催乳和提高乳汁质量的功效。

四、药膳

具体见本章第三节。

五、晚餐

1. 金针鳝鱼汤：鳝鱼富含蛋白质、脂肪、尼克酸、铁、磷及维生素 A、B_1、B_2 等营养成分，具有补虚壮阳、强筋健骨、祛风除湿等功效；辅以金针，适于产后调养，更有利于增乳、下奶。

2. 虾仁豆腐：此菜含有较多的蛋白质、脂肪、铁、钙及维生素 A、B_1、B_2、C 等营养成分，是妈咪恢复健康的理想食品。

3. 木瓜猪蹄汤：猪蹄中含有丰富的胶原蛋白和弹性蛋白，可以促进乳汁的分泌，是哺乳期妈咪的最佳营养品之一；木瓜富含 17 种以上的氨基酸及钙、铁等，其中木瓜酶对乳腺发育很有益处。此汤是产后增加泌乳量的极佳食品。

4. 鲜菇熘鱼片：菇类及鱼类均富含钙质、碘、锌等矿物质和微量元素，能充分补充妈咪哺乳所流失的人体必需物质，且营养丰富、易吸收。

5. 归姜羊肉汤：当归与生姜同为性甘，可以补气、活血，产后更可以补血、暖宫；羊肉中含有丰富的蛋白质、脂肪和微量元素，对产后血虚、腹痛等可有明显的改善效果。

6. 清蒸枸杞虾：虾富含优质蛋白质，易于消化，具有补气健胃的作用；枸杞可补气，对头晕、目眩、腰酸、腿软等症状具有改善的功效。

7. 通草枸杞鲫鱼汤：通草具有很好的产后催奶作用，辅以枸杞、木瓜、豆腐等同鲫鱼一起煮汤效果极佳。

8. 杜仲炒腰花：杜仲能促进人体中重要的胶原蛋白合成与分解，从而增进钙的吸收，防止骨质疏松，猪腰对补肾利尿具有独到功效，并含有丰富的血红铁素，食用后可减少产后腰酸腹痛，促进盆底及子宫收缩，有利于产后补血。

9. 莲藕排骨汤：莲藕富含淀粉、蛋白质、维生素和矿物质等，具有健脾、益气、补血、开胃的功效。

10. 红枣桂圆鸡：红枣、桂圆具有补气益血的作用，红枣、桂圆与鸡肉均富含碳水化合物、蛋白质以及维生素 B、C、铁、钙等营养物质，妈咪食用，有利于补血强身，也有助于提高乳汁质量。

11. 蘑菇鲜虾汤：蘑菇和鲜虾都含有丰富的蛋白质、维生素及钙质，对产后妈咪补钙有极好的功效。

12. 荪莲猪心：竹荪能提高人体免疫力，具有增强妈咪抵抗力的功效；莲子性味甘平，具有益肾固精、养心安神的作用；猪心含有蛋白质、脂肪、微量元素、维生素、叶酸等多种营养成分。食用此菜可帮助妈咪恢复体力，改善睡眠，增强抗病能力。

13. 花生猪蹄汤：花生含有多元不饱和脂肪酸及卵磷脂，可滋养益身、益气补虚；猪蹄有补血、通乳作用，与红枣共同炖煮，效果极佳。

14. 西芹鱼片：此菜富含维生素和蛋白质，脂肪含量少，清淡有营养，可防止产后肥胖。

15. 老母鸡汤：鸡肉富含蛋白质和脂肪（不饱和脂肪酸），除增加营养外，还能补虚健脾，是体虚妈咪很好的汤饮；老母鸡汤还能促进乳汁分泌，对新生儿保健有利。

16. 腰果炒虾仁：腰果含有丰富的不饱和脂肪酸，是制造母乳的营养来源，可改善妈咪乳汁分泌不足的现象；虾仁含有大量优质蛋白质及多种矿物质，可有效改善肾亏引起的腰酸乏力。

17. 胡萝卜骨汤:胡萝卜可提高人体免疫力,对产后健脾养胃有功效,也有美容和抗衰老的作用。

18. 首乌鸡心:首乌补肝益肾,固精养血;鸡心温补脾胃,益气养颜,食用有乌发之功,可改善产后脱发、早白和齿落等。

19. 芝麻猪蹄汤:猪蹄中的胶原蛋白是人体保健和体力恢复的重要成分之一;芝麻中含有丰富的不饱和脂肪酸,有助于新生儿大脑的发育。

20. 鸭胗炒肉片:鸭胗富含叶酸、铁质等营养成分,可以促进人体的造血功能,有利于妈咪补血养血;胡萝卜富含维生素和膳食纤维,有助于强健骨骼、改善并消除便秘。

六、夜宵

1. 四神猪肝粥煲:薏米仁熬粥,加入猪肝、山药、枸杞、莲子、红枣小火熬煮后食用,有助于产后伤口愈合及体力恢复,特别适合剖宫产术后的妈咪。

2. 什锦面:本面主料为鱿鱼和虾。鱿鱼是高蛋白、低脂肪、低热量的食品,可以减轻肠胃不适,促进消化吸收;虾是高蛋白食品,可以增强体力,促进新陈代谢,加速体内排毒,还具有补肾的作用。

3. 麻油蛋炒饭:本炒饭具有促进排便、预防便秘、滋补养生、温热身体、补充体力和恢复元气的作用。

4. 虾仁馄饨:虾仁性温、味道稍咸,馄饨由含有多种蛋白质、脂肪、微量元素及维生素的肉糜、萝卜等配制,对产后血虚及乳汁缺乏具有明显改善作用。

5. 猪腰面线:猪腰富含蛋白质和维生素 A、C,可以增强身体的免疫力;辅以老姜,可以改善妈咪体内虚寒,有助于将孕期内累积的水分排出体外。常吃可使身体温热。

6. 海带焖泡饭:海带除含有丰富的钙质外,蛋白质、碘等的含量也较多。海带中的蛋白质与大米中的蛋白质具有一定的互补作用，一起食用，能够提高各自的吸收率。

7. 胡萝卜鸡拌面：鸡胸肉蛋白质高、脂肪少，辅以姜爆麻油，可以温补润胃，与胡萝卜、豆芽、黄瓜一起做面，是营养均衡的健康食品。对产后哺乳同时享受瘦身的妈咪尤为适用。

8. 参须鱼肉羹：人参补中益气、健脾养血，海参、干贝、鱼肉均富含高蛋白、钙、磷等元素，不仅能滋阴补肾，而且可以增进妈咪体力，分泌的乳汁也对胎儿骨骼发育有益。

9. 三鲜水饺：猪肉、鸡蛋、虾仁是经典三鲜，富含蛋白质、脂肪、微量元素及矿物质，是产后优质食品。

10. 羊肉荷包蛋挂面：本面富含丰富的蛋白质、脂肪、碳水化合物、维生素及尼克酸等多种营养成分，属于完全蛋白食品。

第三节　月子营养药膳调理汤

一、产后出血、气血两亏

1. 党参枸杞炖鹌鹑：鹌鹑1只，党参10克，枸杞6克，黄芪10克，白术6克，当归6克，熟地6克，适量精盐。

2. 归芪生姜羊肉汤：羊肉100克，当归10克，黄芪10克，熟地6克，陈皮6克，大枣3枚，适量精盐。

3. 首乌杞豆猪骨汤：猪骨150克，何首乌10克，枸杞10克，黑豆10克，陈皮5克，大枣3枚，适量精盐。

二、产后体虚、自汗、盗汗

1. 黄芪牛肉汤：牛肉100克，黄芪10克，炒白术10克，熟地16克，当归6克，大枣3枚，适量精盐。

2. 乌鸡生脉饮:乌鸡100克,太子参10克,麦冬6克,五味子6克,当归6克,炒白芍6克,知母5克,适量精盐。

3. 五味子补虚正气粥:黄芪10克,浮小麦10克,人参10克,五味子6克,红枣3枚,粳米50克,红糖适量。

三、产后便秘

1. 冰糖炖香蕉:香蕉去皮加冰糖适量,隔水蒸熟服用。

2. 桂花银耳柑羹:蜜柑(去皮)250克,银耳30克,糖桂花20克,蜂蜜20克,炖服。

3. 首乌地黄大肠汤:猪大肠100克,生首乌10克,干地黄6克,熟地黄6克,生姜10克,精盐适量。

四、产后失眠

1. 乌灵参炖草鸡:草鸡100克,乌灵参30克,大枣3枚,枸杞6克,生姜2片,黄酒、精盐适量。

2. 桂圆肉煮鸡蛋:桂圆肉30克,鸡蛋1个,红糖少许。

3. 养血安神乳鸽汤:乳鸽1只,炙黄芪10克,党参10克,茯苓6克,柏子仁6克,麦冬6克,当归6克,五味子6克,生姜2片,适量精盐。

五、产后缺乳

1. 通乳猪蹄汤:猪蹄1只,人参10克,生黄芪10克,当归6克,麦冬6克,木通6克,桔梗5克,适量精盐(适用于气血亏虚型缺乳)。

2. 涌泉下乳骨汤:排骨150克,当归10克,通草10克,生地黄6克,青皮6克,白芷6克,穿山甲30克,王不留行50克,甘草5克,适量精盐(适用于肝郁气滞型缺乳)。

3. 黄花白玉鲫鱼汤:鲫鱼250克,黄花菜20克,嫩豆腐150克,香菇5朵,黄酒、食油、精盐适量。

第二十一章　月子纳米水

第一节　月子纳米水的原理及功效

纳米水是通过纳米光触媒材料催化托玛琳，永久释放高浓度负离子功能的特殊技术制作的饮用水。其生理功能是：被短键化的水分子团极小，能使水中溶氧量增加270%，具有抑菌功能；通过激活细胞而及时有效地排除自由基及有毒、有害物质，使血液净化；小分子水容易渗透皮肤细胞，激活人体代谢功能，延缓细胞衰老，快速、有效地消除疲劳并恢复体力；同时，提高血液中丙种球蛋白含量，自动调节并平衡人体各脏器的功能，增强人体免疫力。

月子纳米水是采用纳米技术与妇产医学、中医药学及营养学相结合，研制出的富含孕产妇特殊需要的氨基酸、矿物质与微量元素的现代健康保健高效营养水。

第二节　月子纳米水茶

一、产前养胎茶

1. 配方：阿胶 10 克，绞股蓝 10 克，茯苓 10 克，桑葚 10 克，紫苏梗 10 克，陈皮 6 克，砂仁 3 克，大枣 7 枚。

2. 作用：临产前调理补气，增加有氧代谢。

二、纳米养身茶

1. 配方：黄芪 9 克，当归 9 克，枸杞 6 克，山药 6 克，红枣 5 枚，冰糖适量。

2. 作用：产褥期养血、补血，辅助生殖器官康复。

三、益气通乳茶

1. 配方：黄芪 9 克，当归 9 克，穿山甲 9 克，王不留行 9 克。

2. 作用：疏通乳管，增加乳量。

四、消肿散结茶

1. 配方：青皮 9 克，蒲公英 30 克，蜂蜜 1 勺。

2. 作用：预防和治疗乳腺炎。

五、补血安神茶

1. 配方：党参 10 克，黄芪 10 克，茯苓 10 克，当归 17 克，川芎 6 克，甘草 6 克，生姜 2 片，大枣 6 枚。

2. 作用：预防和治疗产后失眠。

六、清热润肠茶

1. 配方：芝麻粉 15 克，核桃粉 25 克，炒糯米粉 25 克，白糖适量。

2. 作用：补益肝肾，润肠通便。

现代月子专论——宝宝篇

协议篇

现代月子专论——宝宝篇

第二十二章 月子院入住协议书

甲方(月子院):

地址: 电话:

负责人: 居民身份证号码:

乙方(准妈咪):

地址: 电话:

居民身份证号码:

紧急联络人姓名:

地址: 电话:

紧急联络人与乙方的关系:

第一条 甲乙双方的权利和义务,依本合同条款的约定;本合同未约定者,依有关法律、法规或诚信原则确定。

第二条 签订本合同时,应清楚注明乙方预定入住月子院的日期或预产期________________。该日期前后三周内,均属有效期限。乙方应在分娩后24小时内通知甲方,并确定入住时间。乙方入住月子院当日合同生效。

第三条 甲方向乙方提供的服务内容(双方可根据实际情况另行协商)。

1. 配备医师或护理人员分别对产妇和婴儿做健康状况评估。

2. 婴儿居住的场所或其他相关物品的提供(不含奶粉及一次性尿布)及哺乳、洗涤。

3. 产妇居住的场所、膳食、衣物的提供及洗涤。

4. 产妇照护婴儿及自身健康恢复课程的传授。

5. 书、报、杂志的提供。

第四条 本合同预约定金为人民币________元，预约定金在合同生效后，可充抵服务费用。

第五条 顾及产妇和婴儿的安全与休息，本合同规定探视产妇和婴儿的时间为每日上午____时至____时，下午____时至____时，其余时间非经甲乙双方的同意，均不接受探视。

第六条 甲方应尽到对产妇和婴儿的照顾与安全管理义务。甲方非经乙方当面同意，不得将婴儿交给任何人带走。产妇出院时，应将婴儿一并办理出院，如有延长托婴需要者，有关托婴的内容及费用应另行约定。

第七条 乙方(包括婴儿)发生急、重病或其他紧急事故时，甲方应立即送医院治疗，同时依其设备采取适当救护措施，并及时通知紧急联络人，医院发生的治疗费用由乙方承担。

第八条 在本合同第二条所称的合同生效日之前，产妇或婴儿因死亡或严重疾病事由致使无法接受甲方服务的，乙方可解除合同，甲方应将乙方缴纳的预约定金全数退还。除上述事由外，乙方于本合同第二条所称的合同生效日之前解除合同的，甲方除收取乙方交纳的预约定金外，不得请求其他损害赔偿。

第九条 合同存续期间，产妇或婴儿因死亡或疾病事由而必须出院的，乙方可终止合同，甲方按已发生的服务项目收费，不得额外收取任何费用。

第十条 在本合同第二条所称的合同生效日之前，因自然灾害、战乱等不可归责于甲方的事由致使甲方无法履行合同的，双方可解除合同,甲方应将乙方所缴纳的预约定金全数退还。

第十一条 合同存续期间,乙方因可归责于产妇或婴儿的事由致使无法继续接受甲方服务的,甲方可终止合同,并按已发生的服务项目收费,不得额外收取任何费用。

第十二条 因本合同发生消费争议时,当事人可通过和解或调解解决争议,可依仲裁协议向仲裁机构申请仲裁,亦可提起诉讼。

第十三条 本合同双方各执一份,涂改或未经授权代签无效。

甲方(公章): 乙方(签字):

日期: 日期:

第二十三章　高级医护家庭服务协议书

甲方(月子院):

乙方(准妈咪):

由于乙方有雇用高级医护方面的需求,甲方同意为乙方安排高级医护专业家庭服务人员前往其指定居所从事专业性母婴护理服务工作,现为明确甲乙双方权利和义务,经平等协商,特签订如下协议,双方共同遵守:

第一条　本协议服务期限自______年____月____日起至______年____月____日止,共计______天。

第二条　甲方委派高级医护专业家庭服务人员(妇科、儿科主任医师,国家心理咨询师,高级主任护师,高级营养师)____________向乙方提供本协议所列服务。

第三条　乙方向甲方支付服务费用人民币________元。协议签订之日首付50%,正式开始服务日付清余款。协议签订后,若乙方自行终止合同,所付款项不予退还。

第四条　甲方向乙方提供的服务内容。

1. 指导护士(或月嫂、妈咪、家属)实施婴儿沐浴、婴儿早教、婴儿健身操、妈咪健身操、妈咪腹部塑形服务以及专业保健评估。

2. 妇科、儿科专业检查指导，产后心理咨询辅导，月子餐上门指导。

3. 本协议规定的甲方向乙方提供的各科专家指导服务内容仅限一次，若有需要可经甲乙双方协商解决，发生的费用另计。

第五条 本协议服务期间，乙方有下列情形之一的，甲方有权终止协议，并要求乙方按实际发生服务项目支付费用。

1. 对甲方医护专业家庭服务人员提出违反国家法律、法规要求的。

2. 无正当理由干涉或阻挠甲方医护专业家庭服务人员正常工作的。

3. 以任何理由对甲方医护专业家庭服务人员实施搜身、扣押钱物、殴打谩骂、威逼诬陷等行为的。

第六条 本协议期内，甲方安排的医护专业家庭服务人员有下列情形之一的，乙方有权立即终止协议，并按实际工作天数计算费用。

1. 违反国家法律、法规的。

2. 未经乙方同意，擅自离岗的。

3. 被证明有偷盗行为的。

4. 对乙方家庭和母婴造成伤害的。

第七条 其他约定。

1. 在工作中，甲方医护专业家庭服务人员要爱护乙方的财物，若由于甲方医护专业家庭服务人员的过错造成乙方损失的，甲方承担相关责任。

2. 甲方医护专业家庭服务人员在服务期间（包括路途中），由于自身或第三方原因造成人身伤害的，甲方不承担赔偿责任。

3. 本协议服务期满后______日内，若乙方在母婴护理知识方面需要咨询时，甲方应给予帮助。

第八条 因履行本协议发生争议时,应当先协商解决。协商不成的,可依仲裁协议向仲裁机构申请仲裁,亦可向所属行政区人民法院提出诉讼。

第九条 本协议一式两份,甲乙双方各一份,具有同等效力。

甲方(公章):	乙方(签字):
地址:	地址:
联系电话:	联系电话:
日期:	日期:

第二十四章　护士家庭服务协议书

甲方(月子院):

乙方(准妈咪):

由于乙方有雇用护士方面的需求,甲方同意为乙方安排护士前往其指定居所从事专业性母婴护理服务工作,现为明确双方权利和义务,经平等协商,特签订如下协议,双方共同遵守:

第一条　本协议服务期限自______年____月____日起至______年____月____日止,共计______天。

第二条　甲方每日安排 2 位护士,确保全天候对母婴提供护理服务。乙方为在岗护士安排食宿。

第三条　乙方向甲方支付服务费用人民币________元。乙方居住地超出地铁沿线外的,车费另计(实报实销)。协议签订之日首付 20%,正式开始服务日付清余款。协议签订后,若乙方自行终止合作,所付款项不予退还。

第四条　甲方向乙方提供的服务内容。

1. 临产前 1 个月上门指导,并赠送产前调理汤品营养包。

2. 产时到分娩医院访视,提供咨询,产后安排出院护理事宜、专业保健评估及母婴个性生活护理。

第五条 本协议服务期间，乙方有下列情形之一的，甲方有权终止合同，并要求乙方按实际发生服务支付费用。

1. 对甲方护士提出违反国家法律、法规要求的。

2. 无正当理由干涉或阻挠甲方护士正常工作的。

3. 以任何理由对甲方护士实施搜身、扣押钱物、殴打谩骂、威逼诬陷等行为的。

第六条 本协议期内，甲方安排的护士有下列情形之一的，乙方有权立即终止协议，并按实际工作天数计算费用。

1. 违反国家法律、法规的。

2. 未经乙方同意，擅自离岗或不能胜任相应工作的。

3. 被证明有偷盗行为的。

第七条 其他约定。

1. 在工作中，甲方护士要爱护乙方的财物，若由于甲方护士人员的过错造成乙方损失的，甲方须承担相关责任。

2. 甲方护士在服务期间(包括路途中)，由于自身或第三方原因造成人身伤害的，甲方不承担赔偿责任。

3. 本协议服务期满后____日内，如乙方在母婴护理知识方面需要咨询时，甲方应给予帮助，并提供相关延伸服务。

第八条 因履行本协议发生争议时，应当先协商解决。协商不成的，可提请仲裁机构解决或向所属行政区人民法院提出诉讼。

第九条 本协议一式两份，甲乙双方各一份，具有同等效力。

甲方(公章)：	乙方(签字)：
地址：	地址：
联系电话：	联系电话：
日期：	日期：

第二十五章　月嫂服务协议书

甲方(月子院)：

乙方(准妈咪)：

由于乙方有雇用母婴护理员(月嫂)方面的需求，甲方愿意为乙方推荐月嫂__________(居民身份证号码________________)前往乙方指定居所从事母婴护理服务工作，现为明确双方权利和义务，经平等协商，特签订如下协议，双方共同遵守：

第一条　本协议服务期限自______年____月____日起至______年____月____日止，共计______天。

第二条　由于月嫂工作性质特殊，需要全天候对母婴进行照护，乙方应在本服务期限内安排月嫂休息______天(带薪)。

第三条　乙方向甲方支付月嫂服务费用人民币________元。签订协议之日首付20%，月嫂开始服务日再付50%，正式服务3日后双方无异议付清余款。协议签订后，甲方从服务费中提取10%作为管理费，承诺在本协议执行过程中，对于乙方提出的合理的不满意理由，甲方须及时协调解决；若乙方自行终止合作，所付款项不予退还。

第四条　服务内容。

1. 产妇方面。

(1)科学、合理地安排产妇膳食,以平衡营养,促进产后康复及乳汁分泌。

(2)协助并指导产妇实行母乳喂养、按需哺乳。

(3)协助并指导产妇进行产后运动,如乳房按摩与护理,以防止乳房下垂、松弛等。

(4)协助并指导产妇做好个人卫生护理,做好会阴清洁,以防止细菌感染。

(5)疏解产妇焦虑、烦躁等情绪,减轻产妇操劳,以尽快帮助产妇恢复健康。

(6)观察、记录产妇的身体状况。

2. 宝宝方面。

(1)确保科学、合理、健康地喂养宝宝,保证宝宝身体健康的营养需要。

(2)安抚宝宝,呵护入眠等。

(3)为宝宝洗澡、按摩、抚触,增加与宝宝的情感交流,促进宝宝健康发育。

(4)做好宝宝脐部护理、臀部护理,及时为宝宝更换衣物、尿布等。

(5)观察、记录宝宝身体状况(如食欲、食量、体温、大小便等)。

第五条 甲方的权利和义务。

1. 甲方的权利和义务。

(1)在乙方要求提供超出本协议规定工作范围的服务项目时,甲方有要求乙方增加相应报酬的权利。

(2)对于乙方不合理的工作安排,甲方有权拒绝。

(3)责成月嫂严格按本协议规定的服务内容向乙方提供服务。

(4)在工作中,月嫂要爱护乙方的财物,若由于月嫂的过错造成乙方损失的,甲方协助责成月嫂给予赔偿。

(5)甲方要向乙方提供月嫂的有效证明,如居民身份证、健康证、月嫂培训证等。

2. 乙方的权利和义务。

(1)乙方可在本协议规定的工作范围内,要求月嫂提供服务。

(2)乙方有权要求月嫂提供有效的身份证明、健康证明及工作技能证明。

(3)遵守协议规定,及时向甲方支付服务费用。

(4)积极配合月嫂做好工作,并提供合理的协助。

(5)为月嫂提供基本的食宿条件。

第六条 本协议期内,乙方有下列情况之一时,甲方有权终止合同,并要求乙方按实际工作天数折算费用。

1. 对月嫂工作安排违反国家法律、法规要求的。

2. 以任何理由对月嫂实施搜身、扣押钱物、殴打谩骂、威逼诬陷等行为的。

第七条 本协议期内,月嫂有下列情况之一时,乙方有权终止合同,并按实际工作天数折算费用,必要时可追究法律责任。

1. 违反国家法律、法规的。

2. 不服从甲方合理工作安排的。

3. 未经甲方同意,擅自离岗或不能胜任相应工作的。

4. 被证明有偷盗行为的。

5. 身体有病,不能继续从事月嫂工作的。

第八条 其他约定。

1. 由于月嫂的违法行为或其他过错造成乙方损失的,由甲方承担相关责任,赔偿乙方损失。

2. 月嫂在服务期间(包括路途中),由于自身或第三方原因造成人身伤害的,甲方不承担赔偿责任。

3. 服务期结束后______日内,若乙方在母婴护理方面有疑问向甲方咨询时，甲方应予以解答。

第九条 双方因履行本合同发生争议，应当先协商解决。协商不成的，可依仲裁协议申请仲裁机构解决或向所属行政区人民法院提出诉讼。

第十条 本协议一式两份，甲乙双方各一份，具有同等效力。

协议附件：

准妈咪对雇用月嫂要求登记表（见附表 25－1）

甲方（公章）：	乙方（签字）：
地址：	地址：
联系电话：	联系电话：
日期：	日期：

附表 25－1　准妈咪对雇用月嫂要求登记表

登记日期：　　　　　　　　　　　　　　　　　　　　编号：

准妈咪姓名		性别/年龄		手机/电话	
家属姓名		与准妈咪关系		手机/电话	
预产期		入住医院			
家庭住址				所属区/县	
对雇用月嫂的要求（尽量详细）					

准妈咪（签字）：　　　　　　　　　　　　接待人（签字）：

日期：　　　　　　　　　　　　　　　　　日期：

第二十六章　聘用护理员协议书

甲方(月子院):

乙方(护理员):

经甲乙双方友好协商,就雇用护理员的相关事宜签订以下协议:

第一条　乙方根据甲方需要,前往甲方指定的居所从事母婴护理服务工作,为雇主提供全天候不定时服务。

第二条　本协议服务期为______年____月____日____点起至______年____月____日______点止,共计______天。

第三条　甲方向乙方支付服务费用人民币________元。服务期满后,甲方从服务费用中扣除10%作为管理费,其余向乙方付清,同时甲乙双方责任关系自动解除,本协议自动终止。

第四条　乙方的工作内容。

1. 产妇方面。

(1)清洁产妇身体。

(2)进行产妇乳房护理,防止乳房疾病发生,同时指导产妇正确哺乳。

(3)对产妇的伤口进行清洁、消毒,以防感染。

(4)协助并指导产妇进行产后运动,以促进产妇身体机能恢复。

(5)协助并指导产妇做好身体的保养。

(6)负责产妇产后饮食的调配及烹制,以促进产妇身体机能恢复、伤口愈合和乳汁分泌。

(7)帮助产妇认清产前、产后忧郁症,并进行相关辅导和防治。

2. 宝宝方面。

(1)科学、合理地给宝宝冲奶、喂食,以满足宝宝身体健康、营养的需要。

(2)定期安排宝宝游泳,并给宝宝洗澡、按摩和抚触。

(3)及时给宝宝换洗衣物、尿布等,保证宝宝卫生、干爽,防止臀部湿疹。

(4)适当带宝宝到室外晒太阳。

(5)宝宝哭闹时要及时安抚,并呵护入睡,晚上为宝宝喂食、抱睡。

(6)观察、记录宝宝的身体状况(如大小便、食量、皮肤、肚脐、体温等)。

第五条 乙方的责任。

1. 乙方承诺甲方享有要求其根据雇主需要提供全天候服务的权利。

2. 对甲方向乙方提供的各种个人及家庭资料保密。

3. 甲方对乙方的工作提出意见,乙方应积极改进。

4. 本协议期内,因雇主对乙方提供的服务不满意而提出换人要求,或因乙方本人对雇主的要求无法适应,甲方与乙方协调后,有权在7日内予以调换,乙方应服从调换。

5. 向甲方提供本人的有效相关证明(居民身份证、体检健康证以及有关工作的技能证明)的原件及复印件,以供核实、留存。

6. 乙方应树立良好的职业道德风尚,不得为本人或伙同其他人故意损毁、盗窃甲方财物等。

7. 乙方未经雇主允许,不得将任何人带入雇主家里,甲方有对乙方进行教育的权利,对于系乙方责任造成雇主损失者,甲方将协助雇主向乙方索赔。

第六条 乙方的权利。

1. 乙方对雇主因业务开展需要所提供的资料保留知情权。

2. 乙方若因特殊情况(如生病或家庭发生突发事件等)确需请假者,甲方应根据实际情况给予适当的调配。

3. 如果发现雇主所提供的相关资料或信息(如患有心脏病、肝炎、糖尿病等)有隐瞒或不实之处,乙方有权终止本协议。

第七条 其他内容。

1. 乙方可参加由甲方组织的客户联谊活动及提供的相关免费服务。

2. 协议期满后,乙方如需要续签协议,可享受优先权。

第八条 争议解决办法。

对于执行本协议过程中之任何争议,甲乙双方应本着互相理解的精神协商解决。如协商不成可通过仲裁机关解决。

甲方(公章):	乙方(签字):
联系人:	常住地址:
联系电话:	联系电话:
日期:	日期:

第二十七章　托婴协议书

甲方(月子院):

乙方(宝宝监护人):

甲乙双方经过友好协商达成一致意向,为更好地给宝宝提供优质、专业、个性的服务,特签订以下协议共同遵守:

第一条　乙方将______年____月____日出生的宝宝________委托甲方照顾,期限自______年____月____日起至______年____月____日止,共计______天。

第二条　甲方托婴服务的时间为:周____至周____,每天8:30~17:30。

第三条　甲方向乙方收取服务费用人民币________元,签订日一次性付清。

第四条　甲方托婴服务内容。

1. 宝宝日常护理(含沐浴)。

2. 定时喂奶、喂水及必要的辅食。

3. 宝宝保健操。

4. 宝宝早教培训(含乐教)、游泳(该项目另行收费)及抚触(该项目另行收费)。

第五条　乙方须向甲方提供宝宝的食品(奶粉、辅食)以及一次性尿布等用品。

第六条 宝宝若有疾病,乙方应事先告知甲方,并教导紧急处理的有关事项,若属非人为的突发病重,概非甲方责任,乙方应自愿放弃起诉甲方的权利。

第七条 甲方负责宝宝在服务期间的健康和安全,若发现宝宝有异常现象,甲方有义务及时通知乙方,乙方有责任尽快赶到月子院保健馆使宝宝及时得到进一步的检查和护理。

第八条 本协议一式两份,甲乙双方各一份,具有同等效力。

甲方:　　　　　　　　乙方:
地址:　　　　　　　　常住地址:
联系电话:　　　　　　联系电话:
日期:　　　　　　　　日期:

附录

附录一　温馨月子套袋

欢迎新妈咪和新宝宝即将来到月子院！

祝贺您们即将成为月子院大家庭中的一员。请在入住月子院时准备以下物品：

1. 妈咪贴身全棉睡衣裤1套；

2. 妈咪专用哺乳文胸2件；

3. 妈咪长效防渗乳垫1盒；

4. 妈咪产后专用卫生巾（日用10片2包、夜用5片2包、护垫1包）；

5. 妈咪护理柔湿巾2盒；

6. 宝宝抱毯（或睡袋）1条；

7. 宝宝贴身全棉内衣1套；

8. 宝宝奶瓶2个；

9. 宝宝柔湿巾2盒；

10. 宝宝奶粉1盒；

11. 宝宝纸尿裤2包；

12. 全棉小方巾6条。

附录二　月子院入住温馨告知

欢迎新妈咪、新宝宝及家人、亲友来到月子院！在这里新妈咪和新宝宝将享受到科学、时尚、温馨、舒适的服务。请仔细阅读本告知，并签名表示您的理解和认同。

1. 我们将每日为妈咪安排妇产科医师进行产后健康访视与评估，请提供孕产期记录以利于为您制订专业康复计划和提供个性化保健服务；

2. 我们将每日为宝宝安排儿科保健师进行养护与早教，同时记入"宝宝成长册"。请将宝宝出生时的情况告知，以配合对宝宝进行早期智力开发与个性化培养。满月离开时可将"宝宝成长册"交于您（另收费）；

3. 营养师将为妈咪制订由科学月子营养餐和个性营养药膳调理汤组成的6餐饮食：3正餐3点心，若您对饮食有特殊禁忌请提前告知，为确保妈咪产后均衡营养，本院拒绝各类外带食物、补品与水果，请注意；

4. 我们将定期安排专业心理咨询师和抗衰老专家为您解决产后心理问题及养身保健方面的问题，若有此需求，请及时与保健员联系，以便尽快为您和专家安排合适的会面时间；

5. 妈咪和宝宝入住时，请根据您选定的服务套餐________和月子房价＿＿＿＿＿＿＿，按入住时间交付押金＿＿＿＿＿＿＿；

6. 我们负责为妈咪和宝宝换洗专用衣服（每日）、床单被褥（每周）及专用毛巾（每周），其他若需清洗，可另交保洁员单独清洗（另收费）；

7. 月子院24小时提供免费上网服务，为了您及宝宝的健康，请妈咪每天上网不要超过2小时；

8. 提倡母婴同室，母乳喂养，对于有特别需要的，我们提供24小时个性护理服务，对于宝宝奶粉和一次性尿布品牌需要自订（另收费），本院统一使用一次性尿布，请注意；

9. 入住期间，若因馆内保健人员工作失误造成母婴外伤、误吸等意外伤害，由本院承担全部责任；

10. 入住期间，若因妈咪本人或家属疏忽造成自身或宝宝外伤、误吸等意外伤害，由妈咪或家人承担全部责任；

11. 入住期间，若妈咪或宝宝罹患疾病，本院有义务及时通知其家属，并配合送往医院治疗；

12. 在入住本院的同时，我们已安排赠送一份住院期间的公共责任安全保险；

13. 入住期间，请安全使用室内电器，不允许使用外带电器，对自身贵重物品，请妥善保管好，注意安全；

14. 本院规定室内留护家属仅限一人，其他家属和亲友探视时间以月子院入住协议书为准，双休日可适当延长，恳请配合；

15. 以上内容，请新妈咪及家人、亲友务必配合遵守，以免发生分歧或造成意外。谢谢！

签名：　　　　　　　　　　　　　　身份证号码：

日期：